Hartwig Hansen

Die Liebe wiederfinden

Schlüsselszenen aus der Paartherapie

BALANCE **erfahrungen**

Hartwig Hansen

Die Liebe wiederfinden

Schlüsselszenen aus der Paartherapie

Die in diesem Buch beschriebenen Schlüsselszenen aus der Paartherapie sind beispielhafte Geschichten. Alle Informationen, die eine Identifizierung der Rat suchenden Personen ermöglichen könnten, wurden bewusst geändert, um die Verletzung von Persönlichkeitsrechten auszuschließen.

Drei der Geschichten wurden zuerst in der Zeitschrift »systhema« veröffentlicht und für dieses Buch gänzlich neu bearbeitet.

Nähere Informationen über den Autor und seine Kollegin finden Sie auf folgenden Seiten im Internet:

www.hartwighansen.de
www.therapie.de/psychotherapie/Hansen/
www.elke-dietz.de

Herzlich willkommen   7

Das Mausoleum   15

Erbfolgen   25

Das Pümpel-Theorem   34

Zehn »verlorene« Jahre   43

Das Wiedersehen   54

Familien-Patina   63

Rote Tücher   77

Das Bild im Mülleimer   83

Der Gepäckschein   91

Die Entscheidung   99

Der dritte Mann   110

Die Kaninchenfalle   118

Der Glibber   124

Das Monster   133

Ein Herz darf sprechen   142

Zeugnisse   152

Herzlich willkommen

»Wer in einer Ehe nur glücklich sein will, sollte nicht heiraten. Glücklich machen, das ist es, worauf es in einer Partnerschaft ankommt.« Dieser Satz stammt aus meinem »Praxis-Zettelkasten« für das Zitieren in besonderen Beratungssituationen.
»Nicht nur glücklich sein ... glücklich machen ...« Klingt gut, ist aber auch leicht gesagt. Wie geht das? Was ist dafür notwendig? Was muss ich, was müssen wir dafür lernen? Solche und ähnliche Fragen stehen in den Gesichtern vieler, die mir, beziehungsweise uns, in der Paarberatung gegenübersitzen.
Wenn ich in diesem Buch von »wir« oder »uns« spreche, meine ich gleichzeitig meine Kolleginnen, mit denen ich in den letzten Jahren – in guter Balance der Geschlechter – mit Paaren und Familien zusammengearbeitet habe. Diese Kooperation als Beratungspaar hat sich sehr bewährt und ich habe sie – trotz erhöhten Absprachewands – sehr zu schätzen gelernt. Darüber hinaus arbeite ich auch allein.

In diesem Buch habe ich nun ein paar beispielhafte Erlebnisse in Form von »Schlüsselszenen« zusammengestellt, um nachvollziehbar zu machen, was Paarberatung will, macht und kann. Nicht mehr und nicht weniger.

Es ist in heutiger Zeit nach unseren Erfahrungen zwar schon leichter geworden, sich in festgefahrenen Beziehungen Unterstützung in einer Beratung zu holen, es hat aber immer noch den Beigeschmack des »Na, die haben's ja nötig ...« und des »Nur, wenn's gar nicht mehr anders geht ...«.

So beginnen viele Erstgespräche und somit auch einige »Geschichten« in diesem Buch mit einem sich langsam aufgebauten »Überdruck« auf Seiten der Ratsuchenden: »Bitte, retten Sie uns!« Meist verbirgt sich dahinter das belastende Gefühl: »Wenn Sie uns nicht helfen können, wissen wir auch nicht mehr weiter.«

Durch diese Phase des Leidensdrucks und der Verzweiflung zu den Themen zu kommen, die gemeinsam angeschaut werden können, um eventuell wieder Bewegung und Weiterentwicklung in die Beziehung zu bringen, ist die erste Herausforderung in der Beratung. Oft klappt es mit Ruhe und Geduld, manchmal ist es allerdings auch zu spät.

Was für Themen finden sich dann am Grund des »Überdruckkessels« und damit auch in den aufgeschriebenen Geschichten? Ich denke, an erster Stelle stehen die »Nebenbeziehungen«, egal auf welcher Seite, und die Verletzung und Verunsicherung, die sie auslösen.

So hören wir zum Beispiel häufiger in modernen Zeiten: »Ich habe die E-Mails meines Mannes gelesen. Er hat offenbar eine andere Frau beim Chatten kennengelernt.«

Daneben gibt es natürlich eine Vielzahl anderer Gründe für den ersten Anruf: »Ich habe das Gefühl, wir haben uns auseinandergelebt. Aber ich möchte meinen Traum von einer glücklichen Partnerschaft nicht schleichend beerdigen.«
»Mein Sohn zieht sich immer mehr zurück, und ich glaube, es hat etwas mit der Sprachlosigkeit in unserer Familie zu tun.«
»Ich komme einfach nicht damit klar, dass mich meine Schwiegermutter zu hassen scheint.«
»Wir stehen vor einer großen Entscheidung. Mein Mann soll versetzt werden, aber er spricht nicht mit mir.«
Die grundlegende Erschütterung, die in all diesen An- und Hilferufen zum Ausdruck kommt, steht oft am Ende einer langen Entwicklung, die dann mit den Sätzen beschrieben wird: »Wir haben irgendwie unsere Beziehung verloren.« oder »Wir reden kaum noch miteinander.« oder »Zeigen Sie uns bitte, wie wir unsere Liebe wiederfinden!«
Was diesen Sätzen vorausgeht, sind nicht wahrgenommene oder bewusst verdrängte Warnsignale. Der amerikanische Paartherapeut John Gottman beschreibt diese anschaulich als »apokalyptische Reiter«, die eine Beziehung nachhaltig gefährden. Mitunter fragen wir die Paare, die zu uns kommen, wie viele dieser Reiter sie schon kennen. Das dann folgende Gespräch ist meist sehr aufschlussreich und fruchtbar.
Die vier apokalyptischen Reiter sind:
◉ Verletzung durch Vorwürfe und Kritik;
◉ Verachtung;
◉ Verleugnung und Rechtfertigung;
◉ Rückzug und Kontaktabbruch.
Diese Reiter kündigen, wenn sie häufiger im Alltagsleben auf-

tauchen, eine schleichende Krise, wenn nicht die Trennung, an:

1. **Reiter:** verletzende Kritik, Beschwerden als persönlicher Vorwurf, die Schuld und Versagen einschließen. (»Das ist so typisch für dich!«)

2. **Reiter:** Verachtung, oft ausgedrückt durch Sarkasmus und Zynismus. Oder durch Verfluchen, Augenrollen, Verhöhnen und respektlosen, abschätzigen Humor. In welcher Form die Verachtung – der gefährlichste der vier Reiter – auch auftritt, sie vergiftet eine Beziehung. Es ist so gut wie unmöglich, ein gemeinsames Problem zu lösen, wenn sich die Partner abgelehnt fühlen. Verachtung nährt den Konflikt und löst nichts.

3. **Reiter:** Verleugnung durch Rechtfertigung und Gegenangriff: »Wieso, was hab *ich* damit zu tun? Das Problem liegt doch wohl bei *dir*.« Solche Worte wirken wie eine dosierte Aufkündigung der Beziehung: »Mach, was du willst, ich hab damit nichts zu tun.«

4. **Reiter:** Rückzug und Abbruch des Kontakts sind eigentlich schon die letzte Windung der sich abwärts drehenden Spirale: Kein Blickkontakt, kein Nicken mehr auf die Worte des anderen, keine Erwiderung, stummes Hoffen, das »irgendetwas passiert«.

Und meist gibt es noch einen »fünften Reiter«. Er steht für Machtausübung und Machtdemonstration: »Du kannst mir gar nichts, ich bin dir sowieso überlegen ...«. Gerade auch als Abwehr der eigenen Ohnmachtsgefühle spielt das »Gerangel um Macht« auf allen Stufen des Isolations- und Trennungsprozesses eine wichtige Rolle.

Sie werden in vielen Sequenzen der folgenden Geschichten auch die apokalyptischen Reiter durchs Bild galoppieren sehen. Sie werden nicht explizit benannt, der Hinweis mag aber hilfreich sein, um beim Lesen auf sie zu achten.

Es ist kaum zu beantworten, wann es in einer Partnerschaft so viele dieser Reiter gibt, dass einer der beiden die Trennung fordert bzw. ausspricht. Das hängt von vielen individuellen Faktoren ab und natürlich nicht zuletzt von einer guten Beratung, die darauf hinweist und die Reiter ins Bild bringt.

Beratungen verlaufen sehr unterschiedlich und individuell, sie variieren in der Dauer (von einmaliger »Krisenintervention« bis zu Begleitungsepisoden über einige Jahre), im Sitzungsrhythmus (mal wöchentlich, mal vierzehntägig, mal vierteljährlich, je nach Bedarf und Wunsch der Paare) sowie im »Tiefgang« (einige Paare blicken nach der Verabredung von mehr »Paarzeit« wieder optimistisch in die Zukunft, andere profitieren sehr von der Bearbeitung individuell-persönlicher Themen im Beisein des Partners). Gemeinsam scheint mir Folgendes: Paarberatung ist eine Mischung aus einfühlsamer Moderation, Vermittlung von Informationen zu Kommunikation und Beziehungspflege sowie der Begleitung in neue Erlebnis- und Wachstumsräume.

Nicht selten werden die Beratungen zu Expeditionen in den Dschungel der Familiengeschichten. Das »Früher« ist im »Heute« immer lebendig. Es gilt also, sich vorsichtig dem »Eingemachten«, wie auf dem Buchtitel angedeutet, zuzuwenden. Wenn es gelingt, den Zusammenhang zwischen der Werte- und Kommunikationsstruktur in den Herkunftsfamilien und derjenigen in der aktuellen Partnerschaft deutlich und nachvollziehbar zu machen, sind beeindruckende »Aha-Erlebnisse« der Lohn für couragierte Arbeit.

Dazu ist die gemeinsame Erstellung von sogenannten Genogrammen, den nachgezeichneten Familienstammbäumen, besonders geeignet und hilfreich. Anhand dieser Genogramme werden Informationen zu den Familienmitgliedern über mindestens drei Generationen gesammelt und das Gespräch über Familientraditionen oder -tragödien, über Familienwerte und -wünsche vertieft. Um Bewegung in festgefahrene Partnerschaftsmuster zu bringen, sind Rat suchende Paare für solche »Ausflüge in die Vergangenheit« meist sehr dankbar, da sie frühe »Prägungen« nachvollziehbar und auch für beide verstehbar machen.

Mir persönlich imponiert der Mut vieler Paare. Viele kommen nicht nur ohne recht zu wissen, was sie erwartet, sie probieren auch mit uns – anfangs zögernd, am Ende froh – so »verrückte« Sachen aus, dass sie Stühle für Menschen im Raum platzieren, Gegenstände Gefühlen zuordnen oder zunächst befremdlich scheinende Übungen machen und »Hausaufgaben« erledigen.

Von diesen besonderen Sequenzen in der Beratung, in denen »nicht nur geredet« wird, handeln viele der folgenden Geschichten. Dass ich sie so genau aufgeschrieben habe, soll nicht zuletzt auch die Angst nehmen, sich in einer Beratung Hilfe zu holen.

Andere Therapiekolleginnen und Beratungskollegen arbeiten sicher mit anderen Methoden, mir scheinen diese Angebote aus der Gestalttherapie und des Psychodramas besonders hilfreich in der Paarberatung zu sein. Ansonsten stütze ich mich nach der Ausbildung am Hamburger Institut für systemisch-integrative Paar- und Familientherapie von Prof. Martin Kirschenbaum auf die Grundideen der systemischen Beratungskultur und der lösungsorientierten Kurzzeittherapie von Steve de Shazer und Insoo Kim Berg. Zusätzlich fließen wichtige Elemente der Kommunikationspsychologie nach Schulz von Thun sowie der Gesprächs-, Verhaltens- und Tiefenpsychologischen Therapie in meinen »Beratungsstil« mit ein. Natürlich passiert in einer Beratung – vom »Alarm-Anruf« über den ersten Händedruck bis zur Verabschiedung – eine ganze Menge mehr, als in den »Schlüsselszenen« lebendig wird. Und natürlich habe ich beim Aufschreiben gekürzt, zusammengefasst und bin mittendrin »eingestiegen« und auch wieder »ausgestiegen«. Das bitte ich zu entschuldigen und zu berücksichtigen. Es kam mir darauf an, beispielhafte Entwicklungen von Paaren und damit die Möglichkeiten von Paarberatung nachvollziehbar zu machen.

Dass die Mehrzahl der Geschichten in diesem Buch »optimistisch« enden, sagt nichts über die immer wieder gerne erfragte »Erfolgsquote« von Paartherapie oder gar über die Qualität von uns Beratenden aus. Es liegt einerseits einfach daran, dass mir diese bewegenden Momente in besonderer Erinnerung geblieben sind, und andererseits daran, dass Trennungen offenbar eher außerhalb von Sitzungen vollzogen werden und wir – wenn überhaupt – oft nur nachträglich davon erfahren. Dann scheinen wir als Paarberater den Staffelstab entweder an Rechtsanwältinnen und -anwälte oder – besser – an Mediatorinnen und Mediatoren zu übergeben.

Meinen Kolleginnen – besonders Anne Eckerfeld und Elke Dietz – danke ich herzlich für die lange vertrauens- und auch immer wieder humorvolle Zusammenarbeit in ihren Praxen.

Ich danke Ute Hüper und der Crew des Balance Verlages, die immer an die Idee dieses Buches geglaubt haben, sowie Karin Koch für ihr einfühlsames und hilfreiches Lektorat.

Um die Anonymität der Protagonisten in den Geschichten zu wahren, habe ich mich bemüht, all die Fakten und Umstände unkenntlich zu machen, die ein Wiedererkennen für Außenstehende ermöglichen könnten. Der Einfachheit halber sind auch alle Paare »verheiratet«, also Frau und Herr A., was in der Wirklichkeit nicht immer so ist. Hier meint es: Frau und Herr A. kommen als Paar in die Beratung, sie gehören zusammen.

Ich danke ausdrücklich all den Paaren und Familien, die sich mir und uns so couragiert und engagiert anvertraut haben. Ohne sie gäbe es dieses Buch als lebendige »Einführung in die Paarberatung« nicht. Vielleicht hilft es, die Hemmschwelle zu verringern, bei Bedarf den ersten Schritt zu einer Paarberatung zu tun. Vielleicht bekommt die verloren geglaubte Liebe dort mit ein bisschen Unterstützung die Chance, wiederentdeckt zu werden.

Das Mausoleum

Als Frau A, selbstständige Redakteurin in der hart umkämpften Fernsehbranche, heute zur zweiten Sitzung in die Praxis kommt – ihr Mann parkt noch den Wagen –, fragt sie: »Muss eigentlich immer dieser Tisch zwischen unseren Stühlen stehen?«
Sie meint den kleinen Beistelltisch, auf dem ein frischer Blumenstrauß prangt und die Wassergläser – beim vielen Reden mitunter hilfreich – abgestellt werden können.
»Sie können ihn gerne zur Seite stellen«, sagt meine Kollegin, was Frau A. daraufhin forsch tut.
Nachdem auch Herr A., ebenfalls selbstständig im TV-Business tätig, uns begrüßt hat, stellt Frau A. ihren Stuhl demonstrativ dichter an seinen heran und berichtet aufgeräumt, was nach der ersten gemeinsamen Sitzung passiert ist. »Die zwei, drei Tage danach waren sehr schwer, fand ich. Ich glaube, weil nach so langer Zeit, in der wir nicht miteinander sprechen konnten, endlich alle Themen auf den Tisch gekommen sind. Aber danach hatten wir eine Superzeit. Es hat wieder Spaß gemacht mit meinem Mann. Ich habe mich besser von ihm verstanden gefühlt, weil

er wieder mehr von sich gezeigt hat. Da ist mir das Herz wieder aufgegangen ...«

»Wie hört sich das an, Herr A.?«, frage ich in ein bewegungsloses Gesicht.

Plötzlich ändert sich die Mimik von Herrn A. und es platzt aus ihm heraus: »Ich finde, wir streiten einfach zu oft. Die letzten Monate waren, trotz unserer ersten Sitzung, total anstrengend. Jedes Mal, wenn wir aneinandergeraten, geht ein Stück von unserer Beziehung verloren.«

»Ihre Frau hat gerade von einer sehr schönen Zeit mit Ihnen gesprochen ...« Weiter komme ich gar nicht.

»Ja, das mag ja sein, aber wir streiten einfach viel zu viel. Das unterhöhlt unsere Ehe. Erzähl doch mal von gestern Abend, Andrea. Das mache ich in Zukunft einfach nicht mehr mit. Ich bin doch nicht deine Aufziehpuppe.«

»Oweia, was geht denn hier ab?« bedeutet wohl der Blick, den sich meine Kollegin und ich zuwerfen. Das Ehepaar A. macht allerdings prompt weiter.

»Was soll das, Stefan, warum ziehst du das gleich wieder in den Dreck, was ich gerade gesagt habe?«

»Ich zieh nichts in den Dreck, ich sag nur, wie es ist. Ja, wir haben zwischendurch auch immer mal wieder gute Phasen, okay. Das ist auch das Ergebnis von gutem Willen auf beiden Seiten. Aber ich kann es einfach nicht ertragen, dass du mir vorschreibst, wann wir etwas besprechen sollen. Ich habe dir gestern Abend ausdrücklich und mehrmals gesagt, dass ich nicht mehr weiter streiten will, und du hast wortwörtlich gesagt: ›Das müssen wir jetzt aber zu Ende klären!‹ Das lasse ich mir nicht mehr gefallen, Andrea!«

Frau A. schaut mit versteinerter Miene ihren Mann an und schüttelt resigniert den Kopf.

»Darf ich mal ein bisschen zu sortieren versuchen?«, frage ich, um die Tirade von Herrn A. zu stoppen. »Wir haben bisher gehört, dass Sie, Frau A., die Zeit seit unserem ersten Zusammenkommen zuerst schwer und dann als sehr schön empfunden haben, weil Sie sich von Ihrem Mann besser verstanden fühlten. Und Sie haben gesagt, dass Sie sich besser verstanden fühlen, wenn Ihr Mann mehr von sich zeigt.

Nun sagt Ihr Mann ›Schöne Zeit, ja, aufgrund von gutem Willen auf beiden Seiten. Mir geht es aber darum, dass wir nicht mehr so oft streiten und vor allem, dass du mir nicht vorschreibst, wann wir streiten.‹ So weit in Ordnung?«

»Ja, so weit in Ordnung und auch wieder nicht ...«, sagt Herr A., der jetzt sichtlich den Deckel vom inneren Dampfkochtopf gehoben hat und uns mit auf die Zielscheibe nimmt.

»Was ich in der letzten Stunde vermisst habe, ist, dass wir doch der Sache auf den Grund gehen müssen. Darum sind wir doch hier, so ein bisschen Kommunikationskosmetik bringt uns da nicht weiter.«

»Was meinen Sie mit ›der Sache auf den Grund gehen‹?«, frage ich.

»Also, wir reden doch immer noch um den heißen Brei herum. Der zentrale Punkt bei uns ist doch, dass meine Frau es nicht erträgt, wenn ich beruflich verreisen muss, wenn ich also außerhalb ihrer Kontrolle bin. Und ich bin es mittlerweile so was von leid, mich immer wieder rechtfertigen zu müssen!«

»Vielleicht stand der Tisch diesmal doch am richtigen Platz«, sagt meine Kollegin. »Die Zeichen stehen im Moment offenbar nicht unbedingt auf Annäherung. Vielleicht stellen Sie ihn einfach wieder hin.«

»Ich begreif nicht, was in dich gefahren ist, Stefan«, sagt Frau A. und rückt das Tischchen wieder dahin, wo es vor Beginn der Sitzung stand.

»Das kann ich dir sagen, Andrea. Du vertraust mir einfach nicht mehr. Ich bin jetzt fünfunddreißig Jahre, ich bin kein Kind mehr. Ich will nicht mehr kontrolliert werden.«

»Ein neuer Versuch ...«, sage ich betont ruhig. »Ich will einfach mal nachfragen. Vermute ich richtig, dass Ihr Streit mit der Affäre zu tun hat, von der Sie uns letztes Mal erzählt haben, Frau A.?«

»Ja, darum geht es«, sagt Frau A., wendet sich aber gleich wieder an ihren Mann: »Verstehst du nicht, Stefan, dass ich dir erst wieder vertrauen kann, wenn wir das mit deiner Affäre besprechen können.«

»Aber wir haben doch schon tausendmal darüber gesprochen, Andrea ...« Jetzt wirkt Herr A. verzweifelt.

»Aber nicht so, dass es für mich in Ordnung ist. Ich will dich ja nicht kontrollieren. Verstehst du nicht, dass ich nach der Erfahrung von Nürnberg gerne wissen möchte, wo du bist, wenn du auf Dienstreise fährst?«

»Nein, das verstehe ich nicht, und das ist mir auch einfach zu eng. Das war doch vorher auch nicht so. Da haben wir doch auch nicht alles zusammen gemacht ...«

»Und noch ein Versuch ...« Pause. »Es ist nicht einfach, dazwischen zu kommen bei Ihnen. Im Moment scheint es mir so, als würden Sie sich in Streitschleifen bewegen, die Sie schon gut kennen. Es war aufschlussreich, dass Sie sie uns gezeigt haben, aber

vielleicht finden wir gemeinsam etwas Neues, was Sie ausprobieren können ... Ich will noch mal zusammenfassen: Sie, Herr A., sagen: ›Mir ist es zu eng‹. Da sind Sie übrigens nicht alleine mit diesem Gefühl, das sagen auch andere Männer, die zu uns in die Beratung kommen. Und Sie, Frau A., sagen: ›Ich will dich nicht kontrollieren, verstehst du denn nicht, dass ich noch verletzt bin durch deine Affäre.‹ Wann war die eigentlich genau?«
»Vor einem Jahr«, sagt Frau A. »Und wenn ich daran denke, fühle ich immer noch diesen Stich. Es tut einfach verdammt weh, wenn man belogen und betrogen wird. Und darum bin ich unsicher, ob es nicht wieder passieren kann, Stefan. Wir können nicht einfach zur Tagesordnung übergehen, als sei nichts geschehen.«
»Ich bin doch hier, Andrea, ich bin doch mitgekommen. Aber *wie* sollen wir denn darüber sprechen – und vor allem, wie lange noch?«
»Das scheint mir eine wichtige Frage zu sein ...«, wende ich mich an Herrn A. »Wie wollen Sie, wie wollen wir darüber sprechen? Wie können Sie mit Verletzung, mit Schmerzlichem auch in Zukunft umgehen? Wie wollen Sie mit dieser Frau, die sagt, sie sei sehr verletzt, in Zukunft umgehen? Sicher scheint mir eins zu sein: Gefühle können sich nur verändern, wenn sie ›sein dürfen‹ und ernst genommen werden. Solange Ihre Frau, Herr A., nicht das Gefühl hat, dass ihre Verletzung wirklich sein darf und von Ihnen nicht abgewehrt oder abgewertet wird, werden Sie weiter gemeinsam in den bekannten Streitschleifen landen. Ihre Frau möchte sich durch das, was Sie als Kontrolle empfinden, vor weiterer tiefer Verletzung schützen. Wie klingt das?«
»Ja, das verstehe ich ja auch. Bei mir kommt nur was anderes an, nämlich Kontrolle und Einengung. Wenn ich einmal spüren

würde, dass sie mir vertraut, würde ich auch ihre Verletzung eher akzeptieren können.«

»Wirkt irgendwie wie ein Dilemma, wer anfangen soll: ›Geh du mit deiner Verletzung anders um und vertraue mir, dann übernehme ich auch die Verantwortung dafür, dass ich dir wehgetan habe.‹ Und Ihre Frau sagt: ›Solange ich nicht spüre, dass du weißt, wie weh du mir getan hast, so lange muss ich mich auch absichern, dass ich nicht neu verletzt werde.‹«

»Ja, so ist das wohl bei uns«, sagt Frau A.

»Das klingt so, als könnten wir uns gemeinsam die verschiedenen ›Knöpfe‹ genauer anschauen, die dann im Wechsel bei Ihnen gedrückt werden. Vielleicht können Sie sich vorerst bis zu unserem nächsten Treffen darüber verständigen, wie Sie über den Punkt Affäre miteinander sprechen wollen. Wann sehen wir uns wieder?«

In der folgenden Sitzung nach drei Wochen wirken Herr und Frau A. angespannt. Frau A. kramt in ihrer Handtasche und holt einen beschriebenen Zettel heraus. »Mich beschäftigt und verunsichert diese Affäre von meinem Mann immer noch sehr stark. Es fühlt sich für mich so an wie der Super-GAU, den man in einer Beziehung erleben kann. Und als mir das nach der letzten Sitzung alles wieder so hochkam, habe ich auch noch mal sehr viel weinen müssen. Erstaunlicherweise war mein Mann dann auf einmal sehr fürsorglich zu mir und hat mich in den Arm genommen.«

»Und wie war das für Sie?«, fragt meine Kollegin.

»Gut.«

»Das hast du gar nicht gesagt«, meldet sich Herr A. zu Wort.

»Doch«, nuschelt Frau A.

»Einen kleinen Moment mal, nur fürs Protokoll«, sage ich. »In den Arm nehmen, tut gut. Und das sagen, tut auch gut.«
»Ja, okay«, setzt Frau A. wieder an, »ich möchte heute diesen Punkt klären. Das ist mir in den letzten Tagen klar geworden. Ich möchte dieses Mausoleum, diese Totenstille nicht mehr!«
»Gut, geht es also heute um das Mausoleum ... Was meinen Sie, Herr A.?«
»Wenn's hilft ...«, sagt der in einem Ton von »Bringen wir es endlich hinter uns.«
Meine Kollegin nimmt das als Einverständnis, dass es losgehen kann, und fragt: »Was ist denn eigentlich in diesem Mausoleum, wie Sie es nennen, begraben?«
Frau A. reagiert umgehend: »Das Mausoleum steht für: Mein Mann hatte eine Affäre. Aber das ist begraben und vergessen. Und wir sprechen nicht mehr darüber. Basta! Aber so geht das für mich nicht. Ich komm damit nicht klar. Mir kommt das immer wieder hoch und dann will ich das auch sagen dürfen!«
»Okay, und ich habe Sie, Herr A., eben so verstanden, dass es in Ordnung ist, heute über das Mausoleum, wie es ihre Frau nennt, zu sprechen«, rückversichert sich meine Kollegin.
»Ja. Ich bin gespannt, was du aufgeschrieben hast.«
Frau A. schaut auf die Stichworte auf ihrem Schoß und spricht – durch ein Nicken von uns ermuntert – ihren Mann direkt an: »Stefan, ich möchte mich bei dir entschuldigen, dass ich damals nicht so viel Zeit für dich hatte, wie ich gerne gehabt hätte.« Die Stimme von Frau A. klingt weich und gleichzeitig entschlossen. »Ich war mit dem neuen Serien-Auftrag voll absorbiert und ich weiß, dass du mich damals mehr gebraucht hättest, weil du auch eine schwere Zeit hattest. Das tut mir leid. Trotzdem hat es mir

unendlich wehgetan, als ich merkte, dass du dich von mir entfernst, und ich dann herausfand, dass da eine andere Frau ist. Was ich aber bis heute nicht verstehe, ist, dass du mich damals angelogen hast, als ich dich gefragt habe, ob du eine andere Frau kennengelernt hast. Ich glaube, dass mich das heute noch so unsicher macht. Wieso hast du das damals getan?« Die Augen von Frau A. suchen fragend die ihres Mannes.

»Weil ich gehofft habe, dass es doch irgendwie weitergehen kann mit uns. Aber wir hatten damals wirklich eine schlechte Zeit miteinander. Du warst in Berlin und hattest diesen Riesen-Auftrag angenommen. Und ich war in Nürnberg und war unsicher, wie es beruflich mit mir weitergehen würde. Dann war es eben ausgesprochen angenehm, jemanden zu finden, der mir zuhörte, der nichts forderte, mich nicht kontrollierte, mich nicht dominierte. Ich weiß, dass es nicht richtig war und ich habe dir schon sehr oft gesagt, dass es mir auch leid tut.«

»Wer hätte das gedacht? Das ist es, warum wir Paarberatung machen, oder?«, signalisiert der Blick, den meine Kollegin und ich austauschen.

»Sie machen das sehr gut«, sage ich. »Was ist es eigentlich genau, was Ihnen leid tut, Herr A.? Vielleicht können Sie das Ihrer Frau noch einmal direkt sagen.«

»Die ganze Acht-Wochen-Affäre, und dass ich damals zu diesen Notlügen gegriffen habe. Ich weiß, das ist keine Entschuldigung, aber wir hatten damals wirklich keinen guten Kontakt zueinander. Wir waren einfach räumlich und innerlich zu weit entfernt. Es ist vielleicht eine Erklärung, dass mir zu der Zeit etwas gefehlt hat. Trotzdem sage ich heute und habe es auch schon oft gesagt: Es war nicht richtig.«

»Wie ist das für Sie, Frau A., wenn Sie das so hören?«
»Gut. Es tut mir gut, dass du endlich mal so offen darüber sprichst und auch im Zusammenhang mit unserer damaligen Situation. Hattet ihr eigentlich Sex?«
»Nein«, sagt Herr A.
Frau A. schaut ihren Mann prüfend an. Unklar bleibt, ob er den Test besteht.
»Gut, das Mausoleum scheint also begehbar zu sein, wenn Sie beide es wollen. Sie können sich offenbar gemeinsam darin umsehen. Vielen Dank an Sie beide. Nun geht unsere Stunde langsam dem Ende zu und ich habe drei Punkte auf dem inneren Merkzettel, wie es weitergehen könnte.
Wir könnten die erwähnten ›Knöpfe‹ und Auslösemechanismen für Streitgespräche genauer anschauen. Und vielleicht auch mit ins Blickfeld nehmen, was sie mit den eigenen persönlichen Erlebnissen von früher zu tun haben könnten. Ein meist ergiebiges Unterfangen, wie wir immer wieder feststellen.
Zweitens könnten wir weiter darüber sprechen, was für Sie Beziehung heißt, vor allem unter den Überschriften ›Vertrauen‹ und ›Verantwortung‹.
Oder wir könnten drittens das Thema Affäre noch einmal aufgreifen, um damit verbundene weitere offene Fragen zu klären. Wenn Ihnen Weiteres einfällt, sagen Sie es uns bitte.
Jetzt könnten Sie sich erst einmal abstimmen, ob Sie bis zum nächsten Treffen das Mausoleum noch einmal aufsuchen wollen, weil es hier so gut lief, oder ob Sie verabreden, dass das Thema weiter hier besprochen werden soll. Was meinen Sie?«
Herr A. sagt spontan: »Lieber hier und zu Hause Ruhe. Vor allem in der Nacht.«

Frau A. zögert. Dann sagt sie: »Na gut.«
»Das war doch eine ergiebige Sitzung, oder?«, sage ich zu meiner Kollegin, nachdem das Ehepaar A. die Praxis verlassen hat.
»Ja, das könnte noch was werden«, antwortet sie doppeldeutig.
»Vertrauen ist eine zarte Pflanze, die gut gepflegt werden muss. Mal sehen, wie sie das nächste Mal kommen.«
Und sie gibt den Blumen auf dem Beistelltischchen ein bisschen frisches Wasser.

Erbfolgen

»Vielleicht ist es schon zu spät«, sagt Frau B. in einer Mischung aus Verzweiflung und Resignation nach der Begrüßung, »auf jeden Fall ist es allerhöchste Zeit. So wie es im Moment in unserer Familie läuft, kann es nicht weitergehen. Das mache ich nicht mehr mit!«
Frau B. wirkt dabei eher zerbrechlich und verzagt als energiesprühend und »zum Letzten entschlossen«. Ihr Mann sitzt zusammengesackt im Stuhl neben seiner Frau und scheint zu signalisieren: »Ja, das hast du schon öfter gesagt, und dann ist es doch irgendwie weitergegangen.«
Müßig zu fragen – wie sonst als Einstieg bewährt –, wer denn die Idee zur Beratung hatte.
»Ich habe Sie angerufen, weil ich nicht mehr weiterweiß«, setzt Frau B. nach. »Wir sind jetzt seit sechzehn Jahren verheiratet, unsere Tochter sackt in der Schule in letzter Zeit dramatisch ab, und mein Mann und ich kriegen einfach kein vernünftiges Gespräch hin.«
Das sind schon eine ganze Menge Angebote zum Nachfragen,

aber Frau B. hat bereits eine Generalerklärung: »Und für all das gibt es einen Grund, denn das eigentliche Problem ist meine Schwiegermutter.«
»Moment, Bettina, das geht mir jetzt doch zu schnell. Meine Mutter ist doch nicht dafür verantwortlich, dass wir nicht miteinander reden können und Jennifer ihre Mathearbeiten verhaut.« Herr B. fühlt sich provoziert und aufgerufen, seine Mutter zu verteidigen. »Also, mal langsam. Sonst kann Herr Hansen doch gar nicht verstehen, was du sagst. Es ist nämlich so, dass meine Mutter bei uns im Haus in der Einliegerwohnung wohnt und, man könnte sagen, sich langweilt, weil sie keine Aufgabe mehr hat. Darum macht sie manchmal Vorschläge, wie sie dir im Haushalt helfen könnte, und darauf reagiert meine Frau mittlerweile sehr allergisch.«
»Na klasse, sie langweilt sich. Ich würde sagen, sie mischt sich permanent und in alles ein. In unsere Ehe, in die Kindererziehung, in die Arbeit auf dem Hof, in die Finanzen – und alles weiß sie besser.« Frau B. ist – entgegen des ersten resignierten Eindrucks – richtig laut geworden. Wir sind also offenbar schon in den ersten zehn Minuten im Zentrum des Konflikts angekommen.
Die weitere Befragung, immer wieder wechselweise durchzogen mit Satzanfängen wie »Deine Mutter ...« und »Deine Ungeduld ...«, ergibt folgendes Bild: Das Ehepaar B. heiratete vor sechzehn Jahren, nachdem Sohn Markus auf die Welt gekommen war. Frau B., gelernte Chemielaborantin, zog damals – »damit waren ja die Würfel gefallen ...« – endgültig auf den Hof ihres Mannes, den er als Hoferbe in einem kleinen Dorf südlich von Hamburg bewirtschaftete. Sie selbst arbeitet heute halbtags in einer Drogerie im Ort.

Kennengelernt hatten sich beide eher zufällig auf einer Geburtstagsfeier eines gemeinsamen Bekannten, nachdem sich Frau B. enttäuscht von ihrem ersten Partner getrennt hatte: »Der hat mich schlichtweg belogen und betrogen und nie wirklich zu mir gestanden.« Frau B. ließ sich damals nach ein paar »rührenden Annäherungsversuchen von Gerhard« mit gemischten Gefühlen auf etwas »Neues« ein, »weil ich sehr deutlich die Angst spürte, wieder enttäuscht zu werden. Aber irgendwie fühlte sich das mit Gerhard und dem Hof – wie soll ich sagen – sicher und verlässlich an. Ich habe gehofft, dass er mehr zu mir steht als mein erster Freund, der mich mit seinen Seitensprüngen sehr verletzt hat.«

»So hast du das noch nie gesagt«, wundert sich Herr B., »du hast mich also wegen der Sicherheit geheiratet und wegen der ewigen Treue ...?«

»Doch, das hab ich dir damals schon gesagt, dass ich von meiner ersten Liebe enttäuscht bin und dass ich hoffe, dass du mir so etwas nicht antust. Ich hab ja nicht gewusst, dass du deiner Mutter treuer bist als mir.«

Das nun bereits zum wiederholten Mal angebotene Stichwort kann ich nicht mehr überhören. »Offenbar spielt Ihre Mutter, beziehungsweise Ihre Schwiegermutter eine wichtige Rolle in Ihrer Auseinandersetzung. Wie wäre es, wenn wir sie mal einladen, hier im Raum dabei zu sein? Würde sie kommen? Wie heißt sie eigentlich?«, frage ich das Ehepaar B.

»Wir sprechen ja nicht mehr miteinander«, sagt Frau B. ohne Zögern, »ich glaube nicht, dass das was bringen würde.«

Herr B. ergänzt: »Sie heißt Margarethe. Aber ich glaube, das hier müssen wir ohne sie lösen, das ist ja eher eine Sache zwischen meiner Frau und mir.«

»Okay, vielleicht versuchen wir es einmal mit einer Vorstufe. Wie wäre es, wenn wir sie symbolisch einladen würden? Ich meine, sie sitzt ja ohnehin schon mitten unter uns, da könnten wir ihr auch einen Platz anbieten. Wo wäre der denn dann?«

»Das ist, glaube ich, ziemlich klar geworden«, meint Herr B., »zwischen uns, oder, Bettina?«

»Ja, sicher, und sie braucht ziemlich viel Platz!«

»Wenn Sie das vielleicht mit einem Stuhl für Ihre Mutter deutlich machen könnten, Herr B., wo stünde der dann?«

»Wie gesagt ...«, Herr B. steht auf, nimmt einen freien Stuhl aus der Ecke und stellt ihn zwischen seinen und den Stuhl seiner Frau.

»Nicht so dicht«, sagt Frau B. spitz und schiebt den Stuhl energisch in Richtung ihres Mannes, der sich wieder hingesetzt hat und nun seinerseits etwas weiter abrückt.

Der Abstand zwischen Herrn und Frau B. hat sich sichtbar vergrößert, Margarethe B. hat offenbar eine starke Position, die beide Eheleute voneinander fernhält.

Ich möchte noch ein bisschen mehr über die Hintergründe erfahren und frage Herrn B.: »Wie war das eigentlich auf Ihrem Hof? Hat Ihre Mutter oder Ihr Vater den Hof vorher geführt?«

»Das ist eine komplizierte Geschichte«, sagt Herr B., »eigentlich hat ihn mein Onkel, der ältere Bruder meiner Mutter, bewirtschaftet, der ihn von seinen Eltern geerbt hat, nachdem mein Großvater in Stalingrad gefallen war. Mein Onkel hatte aber keine Frau, sodass meine Mutter auf dem Hof mitarbeitete. Später kam mein Vater dazu und meine Eltern heirateten, nachdem ich geboren worden war. Sie haben also wegen mir geheiratet, und das ging dann auf Dauer nicht gut – auch wegen des ständigen

Konkurrenzgerangels mit meinem Onkel auf dem Hof. Die Ehe meiner Eltern zerbrach nach acht Jahren so schlimm, dass sie heute noch kein Wort miteinander reden. Ich sehe meinen Vater kaum noch, er ist nach Süddeutschland gezogen und hat neu geheiratet. Mein Onkel Klaus ist tragischerweise kurz darauf tödlich verunglückt, sodass meine Mutter schließlich den Hof alleine mit zwei Angestellten geführt hat. Ich musste früh mithelfen und habe ja alles miterlebt. Übernommen habe ich den Hof dann vor zwanzig Jahren, noch bevor Bettina und ich geheiratet haben. Das war für mich vollkommen klar, dass ich dann für meine Mutter sorge. Schließlich hilft meine Mutter auch mit, so weit sie das mit ihren dreiundsiebzig Jahren noch kann.«

»Habe ich das richtig verstanden, dass Ihre Mutter Margarethe erst ihren Vater, dann ihren Mann *und* ihren Bruder verloren hat, und Sie sozusagen als der einzige Mann auf dem Hof geblieben sind?«

»Ja, könnte man sagen, wenn man mal von unserem Sohn Markus absieht, der ist ja jetzt siebzehn. Er will aber mal ganz was anderes machen und später sicher auch weggehen. Also muss ich noch ein bisschen die Stellung halten auf dem Hof.«

»Wie ist denn eigentlich Ihr Onkel Klaus verunglückt? Und wie haben Sie und Ihre Mutter davon erfahren?«

»Eines Nachmittags bekamen wir einen Anruf aus dem Nachbarort, wo mein Onkel einem Kollegen beim Dachdecken seines neuen Hauses geholfen hatte. Es sei ein Unglück geschehen, Onkel Klaus sei vom Dach gefallen und so unglücklich auf einen Stapel Steine geschlagen, dass man ihm nicht mehr helfen konnte. Der Unfall war wochenlang Tagesgespräch bei uns in der Gegend. Meine Mutter war tagelang im Schock und schließlich hat sie zu mir gesagt: ›Jetzt musst du das später mit dem Hof weitermachen, Gerhard.‹ Da war ich achtzehn, und ich weiß es noch wie heute.«

Die Sätze von Herrn B. erzeugen eine bleierne Stimmung im Raum. Ein paar Momente lang fällt kein weiteres Wort, bis ich es mit einer Nachfrage versuche: »Das ist ja ein ganz schlimmes Erlebnis für Ihre Mutter und für Sie gewesen. Hat Sie das alles wohl noch mehr zusammengeschweißt?«

»Ja, sicher, einerseits haben wir danach wirklich gut zusammengehalten. Aber ich muss auch sagen, dass sie andererseits tatsächlich alles besser weiß. Meine erste Beziehung ging auseinander, als meine damalige Freundin zu mir kam und sagte: ›Ich hab' gestern zufällig zugehört, wie deine Mutter mit der Nachbarin über mich gesprochen hat. Ich kann nicht mit dir hier auf den Hof zusammenziehen. Die hat ja kein gutes Haar an mir gelassen.‹ Es meiner Mutter recht zu machen, ist also schon nicht so einfach. Vor allem glaubt sie immer, dass sie weiß, was ›für mich gut ist‹. Aber ich kann sie ja nicht vor die Tür setzen, auch wenn du das tausendmal von mir verlangst, Bettina.«

»Ich weiß nur nicht, wie wir unsere Ehe weiterführen können, wenn sie da ständig reinregiert, Gerhard«, erwidert Frau B. im Vergleich zum Beginn der Sitzung deutlich ruhiger.

»Das mit Ihrer Freundin ist ja auch eine besondere Geschichte. Was hat denn Ihre Mutter Margarethe eigentlich damals dazu gesagt, als Sie sich mit Bettina zusammengetan haben?«

»Na ja, wie das so ist. Sie hatte mir gerade den Hof überschrieben und dann wurde Bettina schwanger. Da hat sie mich natürlich gedrängt, dass wir heiraten. Das war im Grunde so ähnlich wie bei ihr, als ich auf die Welt kam. Das ist nun mal so bei uns.«

»Und ich habe dann nie wirklich einen Fuß in die Tür gekriegt bei ihr«, sagt Frau B., um etwas versöhnlicher zu ergänzen: »Das mit den Männern auf dem Hof, die übrig geblieben sind, hatte ich so noch gar nicht gesehen, aber heißt das, dass du Tag und Nacht arbeiten musst? Wir haben ja gar keine Zeit mehr füreinander. Wann waren wir zum Beispiel das letzte Mal in Urlaub?«

Herr B. schweigt.

Seine Frau nicht. »Und dann fiel mir gerade ein, als du das mit der Erbfolge erzählt hast: Vielleicht ist deine Mutter ja auch deshalb so despotisch geworden, weil sie Angst hat, dass ihr Lebenswerk verloren geht, wenn ich dich zu einem Umzug bewegen kann.«

»Meine Mutter ist nicht despotisch«, antwortet Herr B. scharf, »sie ist nur sehr fleißig und engagiert.«

»Nenn es, wie du willst, Tatsache ist, dass sie zwischen uns steht. Das sieht man ja hier! Und wenn sich das nicht ändert, weiß ich eben nicht, wie wir weiter zusammen leben können, Gerhard.«

Frau B. kehrt an den Ausgangspunkt zurück, auch weil beide die weicheren Töne des anderen überhört zu haben scheinen.

»Mal abgesehen von den bewegenden Hintergründen, von denen Sie gerade berichtet haben, Herr B., und die mir noch sehr nachgehen, klingt es irgendwie festgefahren bei Ihnen zu Hause«, versuche ich einen neuen Einstieg. »Mal angenommen, wir würden gemeinsam überlegen, wie Bewegung in diese Konstellation hineinkommen könnte, wer würde sich zuerst bewegen?«

»Na, meine Schwiegermutter bewegt sich kein Stück«, steigt Frau B. gleich wieder ein, »ich habe schon oft die Hand nach

meinem Mann ausgestreckt, aber irgendwie komme ich ja nicht an ihr vorbei.«
»Wann hast du die Hand nach mir ausgestreckt, Bettina?«, will Herr B. wissen. »Ich habe eher das Gefühl, dass du dich immer mehr zurückziehst und *mich* bestrafst, weil meine Mutter nicht mehr mit dir redet.«
»Na ja, sicher ziehe ich mich immer mehr zurück. Ich hab es doch so oft versucht, aber entweder war da die Arbeit oder ich hab mich alleine gelassen gefühlt von dir, weil du nicht zu mir stehst. Du kuschst vor deiner Mutter, wenn sie nur Piep sagt.«
»Eigentlich hatte ich ja gefragt, wer sich zuerst bewegen würde, wenn es um eine Änderung der festgefahrenen Situation geht«, wiederhole ich meine Frage.
»Ja, wer würde sich zuerst bewegen?«, überlegt Herr B., »ist ja was dran, wenn es so bleibt, können wir uns zumindest hier im Bild nicht wirklich die Hand reichen. Also ...«
»Bitte, Gerhard, sei so gut, nimm deinen Stuhl, lass deine Mutter da sitzen und setz dich einmal neben mich. Damit ich einmal merke: Ich bin deine Frau! Du stehst zu mir, egal, was sie sagt.«
Frau B. ringt mit den Tränen. Herr B. wirkt verunsichert und überfordert. Er schaut mit gesenktem Kopf auf die linke Stuhllehne. Ich spüre einen starken Impuls, die angespannte Situation »retten zu wollen«, aber ich weiß, dass ich jetzt noch ein bisschen aushalten muss.
Plötzlich passiert etwas Unerwartetes. Herr B. hebt den Kopf, steht auf, nimmt den Stuhl seiner Mutter und stellt ihn zurück zu den anderen in die Ecke. Er sagt nichts, geht zurück zu seinem Stuhl und setzt sich wieder hin. Kurz knetet er seine Hände und schaut dem Stuhl seiner Mutter hinterher.

Es ist still im Raum. Frau B. hat aufgehört zu schluchzen. »Was war das?«, fragt sie schließlich.

Ich sage weiterhin nichts.

Herr B. auch nicht.

»Was bedeutet das, Gerhard?«, versucht es Frau B. noch einmal.

»Ich werde ihr sagen, dass sie sich aus unserer Ehe raushalten muss«, sagt Herr B. zu der Stuhllehne. Dann hebt er den Kopf, schaut seine Frau an und ergänzt: »Ich habe zwar den Hof geerbt. Aber du bist meine Frau, Bettina. Das werde ich ihr sagen. Und ich werde ihr auch sagen, dass wir beide endlich mal wieder in Urlaub fahren müssen. Dann muss Markus eben doch mal ne Woche ran.«

Nun steht Frau B. auf, nimmt ihren Stuhl und stellt ihn neben den ihres Mannes. Zärtlich streicht sie ihm über die Wange.

»Ich kann ja nichts dafür, dass sie sich mit meinem Vater immer nur gestritten hat«, sagt Herr B. nachdenklich, »ich will mich aber nicht immer mit *dir* streiten.«

»Ich weiß«, sagt Frau B. und steckt das Taschentuch in ihren Blusenärmel.

Das Pümpel-Theorem

Diese Kennenlern-Runde beginnt mit einer Überraschung. Nachdem meine Kollegin und ich uns wie gewohnt kurz vorgestellt und berichtet haben, was wir schon aus den »Anbahnungstelefonaten« wissen, kommt die obligatorische Frage: »Und was führt Sie nun zu uns in die Beratung?«

Die Antwort von Herrn D. ist knapp und vieldeutig: »Unsere Kinder.«

»Hatten Sie Streit mit ihnen?«, frage ich.

»Nein, nein, im Gegenteil. Sie haben uns vor acht Wochen zum Essen eingeladen und uns gefragt, ob wir denn zusammen alt werden wollen.« Herr D., ein stattlicher Mann mit grau melierten Schläfen, schaut ein bisschen amüsiert und gleichzeitig verlegen zu seiner Frau. »Und wir beide haben wohl etwas rumgedruckst, ich weiß, ehrlich gesagt, gar nicht mehr, was wir genau geantwortet haben. Auf jeden Fall haben sie zugehört und dann gesagt: ›Ihr müsst eine Paartherapie machen.‹«

»Und sie haben gesagt: Wir bezahlen das auch!«, ergänzt Frau D. mit ähnlicher Verlegenheit in der Stimme wie ihr Mann, aber auch mit ein bisschen Stolz. Frau D. wirkt trotz ihres gepflegten Aussehens irgendwie müde.

»Dann sind ja Ihre Kinder so etwas wie unsere Auftraggeber«, sagt meine Kollegin, Vielleicht müssten sie dann auch hier dabei sein und schauen, ob ihr Auftrag erfüllt wird.«

»Ja, vielleicht«, überlegt Herr D. und schmunzelt.

»Auf jeden Fall haben Sie tolle Kinder«, fährt meine Kollegin fort. »Wie heißen sie denn und wie alt sind sie?«

Nun antwortet Frau D. und wieder schwingt Stolz in ihrer Stimme: »Jürgen und Stefanie. Jürgen ist 24 und studiert Betriebswirtschaft und Stefanie ist gerade 22 geworden und Reisekauffrau.«

»Und die beiden haben Sie einfach mal zum Essen ausgeführt und gefragt: Wollt ihr eigentlich zusammen alt werden? Klasse!«

»Wir waren natürlich erst überrascht, wie gesagt, ich weiß gar nicht mehr, was ich genau geantwortet habe«, überlegt Herr D. »Dass wir es noch mal versuchen wollen oder so etwas – und nun sind wir ja hier bei Ihnen ...«

»Erinnern Sie sich noch, was Sie Ihren Kindern geantwortet haben?«, wende ich mich nun an Frau D.

»Ich glaube, dass es bei mir immer so hin- und hergeht, mal fühlt es sich sicher und ganz selbstverständlich an, und mal könnte ich nur schreien und wegrennen.«

Während ich noch überlege, ob ich auf das »sicher und ganz selbstverständlich« eingehen, also auf das, was gut läuft, oder besser nach dem »schreien und wegrennen«, also nach den Konfliktthemen fragen sollte, bleibt meine Kollegin bei den Auftraggebern: »Ich muss sagen: Alle Achtung! Schöne Grüße an die beiden. Was meinen Sie denn, was sie wollen? Dass ihre Eltern zusammenbleiben oder sich trennen?«

»Jürgen hat gesagt: Ihr müsst was machen. Entscheidet euch, egal wie. Wir wollen gerne zufriedene Eltern und keine, die aneinander vorbeileben.« Frau D. schaut zu ihrem Mann: »Und was hat Stefanie noch gesagt?«

»Das Gleiche, und dass sie den Eindruck hat, dass du leidest«, sagt Herr D. nachdenklich.

So ein Stichwort kann man eigentlich nicht ohne Nachfrage stehen lassen, denke ich gerade, als Frau D. es schon aufnimmt: »Ja, das stimmt. Das hat sie gesagt und ich habe es ja auch bestätigt. Ich leide darunter, dass ich nicht weiß, ob mein Mann noch zu mir steht oder eigentlich lieber mal was Neues ausprobieren würde. Wir sind jetzt achtundzwanzig Jahre zusammen und es kam in dieser Zeit immer mal wieder vor, dass er sich für andere Frauen interessiert hat. Dann habe ich angefangen, nachzuforschen, mal zufällig, mal gezielt, um rauszukriegen, was da ist. Das hat er mir sehr übel genommen und mir vorgeworfen, dass ich ihm nicht mehr vertraue und ihn damit ja erst von mir wegtreibe. Das ist ein ziemlicher Teufelskreis geworden.«

Frau D. wirkt gefasst, aber ihre Augen erzählen von heftigen Streitereien in der Vergangenheit. Sie schaut ihren Mann nun mit durchdringendem Blick an. Der weicht einem Blickkontakt aus und sagt in die Runde: »Ich glaube, es geht bei uns schon jahrelang um Vertrauen und Kontrolle. Teufelskreis ist richtig: Du vertraust mir nicht und kontrollierst mich. Und ich sage dir nicht alles, um der Kontrolle zu entgehen. Das ist dann in deinen Augen der Beweis, dass da was ist und du mir nicht mehr vertrauen kannst.«

Nun presche ich vor, ohne lang nachzudenken: »Haben Sie denn Ihrer Frau schon Anlass gegeben, das Vertrauen in Frage zu stellen?«

»Darum geht es ja gerade. Sie sagt Ja, ich sage Nein. Natürlich kam es schon vor, dass ich andere Frauen interessant fand, aber da ist nie was gelaufen. Ich bin meiner Frau all die Jahre über treu gewesen.«

»Und was war mit unserer Mitarbeiterin damals und noch gar nicht lange her mit dieser Frau Körner?«

»Ach, Marion, das hab ich doch schon so oft erklärt. Es kommt nun mal vor, dass mich auch andere Frauen faszinieren, aber wie oft soll ich dir noch sagen, dass da nichts war und nichts ist?«

»Aber, Karsten, ich hab doch selbst die SMS auf deinem Handy gesehen ...«

»Ja, ja, die SMS, das ist doch alles kalter Kaffee ...« Herr D. sackt in sich zusammen, und auch Frau D. verlässt die Angriffslust. Diese Pattsituation scheinen beide von zu Hause zu kennen.

Ein eher verzagtes Schweigen entsteht, bis meine Kollegin den Faden wieder aufnimmt. »Habe ich das richtig verstanden, dass es Ihnen hier bei uns um einen Ausstieg aus dem beschriebenen Teufelskreis geht: Du kontrollierst mich, weil du mir nicht vertraust. Ich vertraue mich dir nicht mehr an, weil du mich kontrollierst?«

»Ja, das würde schon sehr helfen, denke ich«, sagt Herr D. und hebt wieder den Blick. Auch seine Frau nickt zustimmend.

»Wie, denken Sie, könnte Vertrauen wieder wachsen zwischen zwei Menschen«, fragt meine Kollegin, »die achtundzwanzig Jahre zusammen sind, zwei mitfühlende Kinder großgezogen haben und sich fragen, wie die Zukunft aussehen soll?«

»Ich habe keine Ahnung«, antwortet Herr D. und zieht die Schultern hoch, »darum kommen wir ja zu Ihnen.«

»Das ist mir wieder zu einfach, Karsten, als hättest du damit nichts zu tun.«
»Vielleicht könnten wir diese Frage ›Wie könnte das Vertrauen wieder wachsen?‹ das nächste Mal genauer betrachten«, resümiert meine Kollegin die erste, sich dem Ende zuneigende Sitzung. »Vielleicht bringen Sie uns dann Ihre Gedanken dazu mit, denn es gibt ja ganz unterschiedliche Vorstellungen, wie das mit dem Vertrauen in einer Partnerschaft funktioniert.«
»Okay, wir können es ja mal versuchen«, sagt Frau D. und schaut ihren Mann aufmunternd an.
Nachdem wir einen gemeinsamen neuen Termin gefunden haben, verabschieden wir das Ehepaar D. an der Tür mit den Worten: »Und vielen Dank noch einmal an Ihre Kinder!«

Vierzehn Tage später schauen wir in etwas entspanntere Gesichter. »Wir sollen Sie von unseren Kindern grüßen und ausrichten, sie würden die Daumen drücken«, schmunzelt Frau D.
»Oh, vielen Dank«, sagen meine Kollegin und ich fast gleichzeitig. Dann warten wir beide – unabgesprochen – ab, ob die Vertrauensfrage wieder ins Spiel kommt.
Frau D. setzt erneut an: »Wir hatten da ja von Ihnen eine Hausaufgabe bekommen. Was wir glauben, wie wir wieder zu mehr Vertrauen kommen können ... Wir haben versucht, es mal gemeinsam zu besprechen, sind dann aber prompt wieder in den Teufelskreis geraten. Oder, Karsten?«
»Das stimmt. Ich hatte die Aufgabe, ehrlich gesagt, aber auch so verstanden, dass wir uns das jeweils alleine überlegen sollten.« Herr D. wünscht sich offensichtlich eine Bestätigung seiner Auffassung.

Ich antworte stattdessen offen: »Gab es denn ein Ergebnis Ihrer Überlegungen?«

»Na ja, schon. Ich glaube ja, dass das nicht von heute auf morgen geht, sondern viel Geduld braucht. Dass es vor allem damit zusammenhängt, wie wir gemeinsam den Alltag gestalten. Was wir besprechen, was wir zusammen unternehmen und so weiter.«

»Klingt spannend«, ermuntere ich Herrn D., »können Sie noch etwas mehr dazu sagen?«

»Vielleicht ist es ja in den letzten Jahren so gewesen, dass wir zwar rund um die Uhr gemeinsam mit der Firma beschäftigt waren, aber uns trotzdem irgendwie aus den Augen verloren haben.«

»Sie meinen Ihren Heizungs- und Sanitärbetrieb?«

»Ja, da malocht man dann von früh bis spät, meint, seine Frau in- und auswendig zu kennen, aber dann doch irgendwie nicht mehr wirklich …«

»Es gibt einen schönen Buchtitel, der lautet: ›Ich dachte, meine Ehe sei gut, bis meine Frau mir sagte, wie sie sich fühlt‹«, gebe ich eine neue Vorlage.

»Nicht schlecht«, grinst Herr D. »Vielleicht ist da wirklich was verloren gegangen in der Zwischenzeit.«

»Meinen Sie so etwas wie den Austausch darüber, wie es einem wirklich geht?«

»Ja, wie unsere Kinder damals beim Essen sagten: nicht mehr so nebeneinanderher leben.«

Ich schaue zu Frau D. Ihre Gesichtszüge wirken weich und freundlich. Vielleicht macht das die in ihr aufsteigende Hoffnung. Sie wendet sich an ihren Mann und sagt: »Das ist ja genau das, was ich mir wünsche, dass wir mal wieder was Spontanes außerhalb der Firma unternehmen, wie früher mit den Kindern. Dass wir uns wieder erzählen, was wir denken und uns wünschen, was wir uns für die Zukunft noch vorstellen und all das.« Ein zartes Lächeln geht an die Adresse ihres Mannes. »So stelle *ich* mir das mit dem Vertrauen nämlich vor. Dass wir wieder mehr darauf achten, etwas zusammen zu überlegen und zu machen, dass wir uns mehr Zeit nehmen, ruhig regelmäßig, um uns auszutauschen, wo wir stehen ...«

Herr D. wirkt – vorsichtig gesagt – ambivalent. Er schweigt.

»Oha«, erlöst ihn meine Kollegin, »Herr D., hören Sie da gerade das böse Wort mit B.?«

»Das was?«

»Das böse Wort mit B. – B wie ›Beziehungsgespräch‹, das Männer ja oft nicht so sehr schätzen ...«

»Da haben Sie recht«, lacht nun Herr D., »in die Richtung ging das für mich eben.«

»Und ich glaube, das wäre ein Missverständnis«, mische ich mich ein. »Wenn Ihre Frau von Zeit nehmen und austauschen spricht, meint sie nicht das böse Wort mit B., sondern einfach das Gefühl des Miteinanderseins. Nur wenn dieses Gefühl verschwindet, kann es dazu kommen, dass Beziehungsgespräche angemahnt werden ...« Frau D. nickt, Herr D. überlegt.

Nach ein paar Momenten macht meine Kollegin einen Vorschlag: »Mir kommt da die Idee des ›Wetterberichts‹. Den gibt es ja gewöhnlich jeden Tag. Hier wäre gemeint, dass Sie sich zu einem regelmäßigen Termin verabreden, um über die ›innere Wetterlage‹ zu sprechen, und das jeweils mit Antworten auf die vier Fragen: Was habe ich erlebt, was fand ich schön, was liegt mir quer, was wünsche ich mir? Und das erzählen Sie sich gegenseitig und zwar – jetzt kommt das Entscheidende – ohne Kommentierung

des anderen. Das heißt, jeder erzählt das, was ihn bewegt, und der andere hört nur zu. Nach etwa fünf bis zehn Minuten wechseln Sie. Wie hört sich das an mit dem regelmäßigen Wetterbericht, um sich auf dem Laufenden zu halten?«
»Gut«, antwortet Frau D. mit einem Strahlen in den Augen.
»Interessant, das würde dann ja, denke ich, auch den Teufelskreis vermeiden, wenn man nur zuhört und nichts dazu sagt ...«, bestätigt Herr D.
Am Ende dieser Sitzung verlassen Herr und Frau D. optimistisch die Praxis. Heute gab es gar keine Vorwürfe mehr in Bezug auf Vertrauen und Kontrolle.

Als wir beide wegen der Sommerferien erst zwei Monate später wiedersehen, eröffnet Frau D. die Sitzung mit den Worten: »Wir möchten heute vorläufig das letzte Mal zu Ihnen kommen ...«
Meine Kollegin und ich schauen uns wortlos fragend an. Was mag das bedeuten: Voller Erfolg? Doch eine anstehende Trennung? Enttäuscht von der Beratung?
Frau D. scheint unsere Verunsicherung zu bemerken und erklärt: »Wir haben einfach gedacht, dass wir jetzt wieder alleine klarkommen. Sie haben uns sehr geholfen. Ich freue mich darüber, dass mein Mann offener geworden ist und wir uns auch mal wieder verabreden, um etwas gemeinsam zu unternehmen.«
»Die Wetterlage hat sich also wieder aufgehellt?«, fragt meine Kollegin. »Hat das vielleicht auch mit dem Wetterbericht zu tun?«
Nun antwortet Herr D. mit fester Stimme. »Ja, das kann man sagen. Wir schaffen ihn vielleicht ein-, zweimal die Woche und sind damit wieder viel besser auf dem aktuellen Stand.«
»Und wie sehen Sie das, Frau D.?«

»Das finde ich auch, und das ist es auch, worüber ich mich freue.«

Ich denke im Stillen an die erste Sitzung zurück und stelle mir noch einmal die Welt von Herrn und Frau D. vor. Sie führen langjährig ein Heizungs- und Sanitärgeschäft, arbeiten viel, die Kinder sind aus dem Haus, der Alltag läuft fast von selbst, da hatte sich eine Phase des Stillerwerdens, des Misstrauens und der Zweifel eingeschlichen. Dann frage ich: »Kennen Sie eigentlich das Pümpel-Theorem?«

Spontan lacht meine Kollegin los. Herr und Frau D. schauen irritiert.

»Sie sind doch Spezialisten auf dem Gebiet der Abflussreinigung«, löse ich das Rätsel. »Das Pümpel-Theorem besagt schlicht und einfach: Man muss die Abflüsse freihalten, bevor was verstopft. Wenn sich zu viele emotionale ›Essensreste‹ im Alltag anhäufen und festsetzen, entstehen Staus, und in der Folge Gärungsgemische aus Zweifel und Misstrauen. Da kann dann schon mal was überlaufen. Sie haben es offenbar in den letzten Wochen geschafft, für entspannten, regelmäßigen Abfluss zu sorgen – und das alles ohne ätzende Beziehungschemikalien. Alle Achtung! Gut war natürlich auch, dass Ihre Kinder uns als Installations-Notdienst gerufen haben ...«

Frau und Herr D. nicken sich schmunzelnd zu.

»Was sagen die eigentlich dazu, wie es ihren Eltern jetzt miteinander geht?«, fragt meine Kollegin.

»Ich denke, sie würden sagen, das Pümpeln hat sich gelohnt«, sagt Herr D. spontan.

Und seine Frau ergänzt: »Wir werden uns wohl mal mit einer Essenseinladung revanchieren müssen ...«

Zehn »verlorene« Jahre

Herr E., ein stattlicher »Best Ager« mit modischer Brille und Jackett, steht unschlüssig in der Praxis, schaut auf die im Quadrat aufgestellten vier Stühle und sagt zu seiner Partnerin: »Pass auf, Mechthild, wo du dich hinsetzt, das wird hier alles gleich gedeutet ...« Herr E. lacht über seinen Scherz, bleibt aber trotzdem stehen, um nichts »falsch« zu machen.
»Ja, das denken viele Paare, die zu uns kommen, dass die Sitzordnung gleich von uns interpretiert wird«, sagt meine Kollegin, »das ist aber nicht so, Sie haben einfach freie Platzwahl, wir selbst sitzen auch immer wieder auf unterschiedlichen Stühlen.«
»Na, gut, dann mache ich mal den Anfang, ich glaube, ich nehme den.« Frau E., eher zierlich, kurzhaarig und leger gekleidet, geht an ihrem Partner vorbei und setzt sich auf den Platz in der Zimmerecke, der am meisten Sicherheit ausstrahlt.
»Dann nehme ich den«, beschließt Herr E. und setzt sich auf den Stuhl rechts neben seine Partnerin.
In so einer Konstellation platzieren sich meine Kollegin und ich – mal abgesprochen, mal intuitiv – »gleichgeschlechtlich«

gegenüber, also schaue ich Herrn E. direkt an und meine Kollegin rechts neben mir Frau E.

Nach der Aufwärmphase stellt meine Kollegin unsere bewährte Frage »Wie haben Sie sich denn eigentlich kennengelernt?«, die über kurz oder lang in nahezu jeder Beratung auftaucht. Frau E. sucht den Blickkontakt mit ihrem Partner und antwortet: »Die Geschichte ist ein bisschen komplizierter. Eigentlich waren wir nämlich schon mal zusammen. Das war vor gut elf Jahren, als Johannes noch verheiratet war. Zum ersten Mal gesehen haben wir uns in einem Computerkurs an der Volkshochschule, den er damals geleitet hat. Ich habe mich prompt in ihn verliebt. Nach ein paar zögerlichen Annäherungsversuchen meinerseits sind wir dann tatsächlich zusammengekommen, nachdem Johannes mir erzählt hatte, dass er sehr unzufrieden in seiner Ehe wäre. Letztendlich hat er sich dann aber doch wieder für seine Frau und die Familie entschieden und ich habe zehn Jahre nichts von ihm gehört ...« Es entsteht eine Pause, in der niemand etwas sagt. Frau und Herr E. schauen sich nicht an.

Dann ergreift Herr E. zögernd das Wort: »... und genau das steht heute nach wie vor zwischen uns wie ein dauernder Vorwurf an mich.« Seine gerahmte Brille ist ihm beim Runterschauen in Richtung Nasenspitze gerutscht.

»Das sagst du dann immer, Johannes, dass ich dir Vorwürfe machen würde. Du verstehst einfach nicht, wie schwer das für mich damals war. Erst hast du mir die Sterne vom Himmel versprochen und dann konnte ich sehen, wo ich bleibe ...« Frau E. ist angestrengt bemüht, ihre Fassung zu wahren.

Wieder entsteht eine Pause der hilflosen Betroffenheit.

»Ach, Mechthild«, unternimmt Herr E. einen neuen Versuch,

»du weißt doch, ich habe es damals nicht anders hingekriegt ... Wir haben doch schon so oft darüber gesprochen.«

Offenbar ohne Klärung, denke ich bei mir und steige mit einer Rückfrage ein: »Verstehe ich das richtig, dass diese Situation von damals – trotz aller Gespräche heute – Ihre neue Beziehung nach wie vor beeinflusst oder vielleicht sogar überschattet?«

»Ja, auf jeden Fall«, reagiert Frau E. umgehend. »Der Stachel sitzt bei mir immer noch tief. Ich hatte mich doch fest darauf eingestellt, dass Johannes sich von seiner Frau trennt und wir zusammenziehen. Und heute warte ich im Grunde wieder darauf.«

»Worauf?«

»Dass er sich für mich entscheidet und wir zusammenziehen.«

»Ach so. Wie lange waren Sie denn damals zusammen? Und wie lange sind Sie es jetzt im zweiten Anlauf?«

»Damals ging es ein gutes dreiviertel Jahr, oder Mechthild?«, fragt Herr E. vorsichtig, der offenbar nach wie vor möglichst wenig falsch machen will.

»Ja, fast ein Jahr«, bestätigt Frau E. traurig.

»Dann bin ich zu meiner Ex-Frau und den Kindern zurück. Vor drei Jahren kam es dann schließlich doch zur Scheidung, nachdem die Kinder aus dem Haus waren. Ein bisschen später habe ich Mechthild angerufen, um ihr das zu erzählen. Ihre Telefonnummer hatte ich noch und die hatte sich auch nicht geändert. Ich hab's einfach mal versucht.«

»Du bist offenbar davon ausgegangen, dass ich auf dich gewartet habe. Zehn Jahre ... Echt ein Hammer, Johannes!« Frau E.s Traurigkeit wird zur Angriffslust.

»Mechthild, ich sagte doch: Ich hab's einfach probiert, weil ich dich nicht vergessen hatte.«
»Weißt du noch, was du damals wörtlich gesagt hast?« Herr E. zögert. Zu lange für Frau E.: »Das erinnere ich zufällig noch ganz genau«, sagt sie scharf. »Du hast gesagt: ›Weißt du eigentlich, dass du mein Scheidungsgrund bist?‹« Frau E. schaut ihren Partner herausfordernd an.
»Ja, so war das wohl. Das hatte ich schon fast vergessen. Stimmte ja auch irgendwie«, versucht Herr E. sich zu rechtfertigen.
»Mensch, Johannes, das war so was von ›charmant‹, ach was: so was von daneben! In Herzensangelegenheiten bist du einfach stieselig.«
Nun weiß Herr E. gar nicht mehr weiter. Dabei hatte er mit seinem »Scheidungsgrund« vielleicht sogar ein Bekenntniskompliment versucht. Meine Kollegin erlöst ihn: »Und jetzt geht es um die Frage, ob Sie zusammenziehen wollen oder nicht? Habe ich das richtig verstanden?«
»Ja und nein«, windet sich Herr E. erneut. »Ich bin eben unsicher, aber ich will Mechthild auch nicht noch einmal so wehtun ...«
»Nicht wehtun! Das sagst du dann immer. Dabei tust du mir vor allem mit deiner Unentschiedenheit weh. Was bedeute ich dir denn eigentlich wirklich, Johannes?«
Ich ahne, dass Frau E. auf diese ultimative Frage von dem bedrängt verwirrten Herrn E. heute keine befriedigende Antwort bekommen würde und versuche es mit einer pragmatisch entspannenden Frage: »Wie ist denn eigentlich im Moment Ihre konkrete Lebenssituation?« Kurz denke ich an den Sitzungseinstieg, als Herr E. so vorsichtig unentschieden bei der Platzwahl war.

Herr E. scheint erleichtert über den unverhofften Aufschub: »Noch wohnen wir getrennt. Ich bin ja vor zwei Jahren aus unserem Haus ausgezogen, in dem meine Ex-Frau heute noch wohnt. Unsere Tochter und unser Sohn sind schon selbstständig und studieren beide. Ich bin, ehrlich gesagt, ganz froh, dass ich nun mein ›eigenes Reich‹ habe. Ich arbeite in einer Software-Firma und muss sehen, dass ich da noch einigermaßen mithalten kann mit den Jungen.«

»Hm, auch nicht so einfach heutzutage?«, vermutet meine Kollegin.

»Nee, kann man so sagen ...«

»Und wie ist es bei Ihnen, Frau E.?«

»Na, ich warte auf eine Entscheidung von Johannes. Ich habe ja die große Wohnung, die ich mir vor sechs Jahren vom Erbe meiner Eltern gekauft habe. Da wäre genug Platz für uns zwei. Ich habe eigentlich immer davon geträumt, sie mit meinem Partner schön herzurichten. Und ich möchte eben gerne, dass du mein Partner bist, Johannes, das weißt du! Das habe ich dir ja schon oft gesagt.«

»Ja, das weiß ich«, sagt Herr E. mit weicher Stimme und schaut Frau E. liebevoll an.

Ich warte einen Moment ab, bis ich nachfrage: »Und wie ist es bei Ihnen mit der Arbeit, haben sie vielleicht auch eigene Kinder?«

Das Gesicht von Frau E. verändert sich unmittelbar von weich zu hart. »Nein, Kinder habe ich nicht. Ich habe ja zu lange auf Johannes gewartet ...« Kurz kämpft sie mit den Tränen, dann sagt sie wieder gefasst: »Arbeiten tue ich in einer Apotheke. Das wird zwar auch zunehmend härter, aber es gibt Schlimmeres.«

Frau E. reibt sich mit der Hand mehrmals über die Stirn und schaut nicht auf.

›Es gibt Schlimmeres‹? Meint Frau E. jetzt ihre Kinderlosigkeit oder den Apotheken-Job?, schießt es mir noch durch den Kopf, als meine Kollegin schon sagt: »Ich denke ja noch immer darüber nach, wie das damals wohl für Sie beide war, als Sie den ersten Versuch unternommen haben, zusammen zu sein. Ich habe verstanden, dass es Sie sehr verletzt hat, Frau E., als Johannes sich dann doch von Ihnen zurückzog und zu seiner Familie zurückkehrte. Und als er sich so unverhofft nach zehn Jahren bei Ihnen meldete, da haben Sie es fast als Zumutung empfunden, dass er Ihrem Gefühl nach annahm, Sie hätten zehn Jahre lang auf ihn gewartet.«

Frau E. nickt bedrückt.

»Ich habe da eine Idee, und die möchte ich gerne mal kurz mit dir besprechen.« Meine Kollegin wendet sich an mich. »Was meinst du, sollten wir Herrn und Frau E. mal vorschlagen, in diese Zeit zurückzugehen?«

»... und dazu die Stühle zu tauschen?«, frage ich, weil ich ahne, was meine Kollegin vorhat.

»Genau.«

»Finde ich gut«, sage ich.

Herr und Frau E. schauen uns gespannt an.

»Es ist nur so eine Idee«, fährt meine Kollegin fort. »Vielleicht haben Sie ja Lust auf ein kleines Experiment, zu dem Sie einfach mal die Stühle tauschen und damit auch Ihre Rollen wechseln. Sie, Herr E., würden auf dem Stuhl von Mechthild Platz nehmen und Sie, Frau E., auf dem Stuhl von Johannes. Keine Bange, es passiert nichts Schlimmes, wir würden Sie nur einfach ein bisschen interviewen in vertauschten Rollen.«

»Oha«, sagt Herr E. und schiebt zum wiederholten Mal seine Brille etwas höher. »Was kommt denn jetzt?«
»Wir sollen einfach unsere Plätze tauschen«, sagt Frau E. und steht schon auf.
Herr E. zögert noch ein bisschen, beugt sich dann aber dem Druck der vor ihm stehenden Frau E. und beide wechseln schließlich die Stühle.
»Jetzt haben Sie, Herr E., auf dem Stuhl von Mechthild Platz genommen, sodass wir Sie jetzt gleich auch als Mechthild ansprechen werden. Und Sie, Frau E., sind dann umgekehrt für kurze Zeit Johannes. Wäre das in Ordnung?«
Frau E. nickt aufgeschlossen.
Herr E. zaudert noch: »Ist irgendwie komisch ...«
»Das legt sich gleich«, wende ich mich beruhigend an Herrn E. auf dem Stuhl seiner Partnerin: »Sie haben uns zu Beginn der Stunde erzählt, Mechthild, wie Sie Johannes im Computerkurs kennengelernt und sich in ihn verliebt hatten. Vielleicht können wir gemeinsam noch einmal in diese Zeit zurückschauen. Wie war das für Sie damals in dem Kurs, als Johannes da so vor Ihnen stand?«
Herr E. schaut mich konzentriert an und schiebt noch einmal seine Brille hoch: »Und ich soll jetzt anstelle von Mechthild antworten?«
»Ja.«
»Na ja, ich weiß nur das, was sie mir damals erzählt hat. Dass Sie mich gut fand, wie ich das so selbstsicher gemacht habe vor all den Leuten ...«
»Und wie ging es Ihnen dabei, als Sie Johannes so erlebt haben?«

Herr E. scheint jetzt gedanklich langsam, aber sicher in die Zeit vor elf Jahren in die Räume der Volkshochschule zu gleiten.
»Ich fand ihn toll. Charmant, witzig, nett, gut aussehend ...«
Herr E. schmunzelt verlegen und bekommt dadurch tatsächlich einen charmanten Zug um die Lippen.
»Aha, ein echter Mann zum Verlieben?«
»Na ja, ich war natürlich unsicher«, sagt Herr E. als Frau E. gleich, »er war ja verheiratet, das habe ich an seinem Ehering gesehen. Aber ich fand ihn von Mal zu Mal anziehender und wusste gar nicht, ob ich ihm das zeigen sollte. Viel gelernt vom Computer habe ich damals, glaube ich, nicht.« Herr E. zeigt wieder sein keckes Lächeln. Ein ganz neues Gesicht.
»Haben Sie, Johannes, das denn damals gleich gemerkt, dass Mechthild sich in Sie verliebt hatte?«, fragt nun meine Kollegin Frau E. auf dem Stuhl von Herrn E.
»Ja, das war schnell zu merken. Sie hat immer öfter versucht, mich an ihren Tisch zu lotsen mit irgendwelchen Fragen zum Computerprogramm. Da habe ich schon gemerkt, dass da was knisterte.«
»Und wie fanden Sie das?«
»Ich habe mich gefreut, ohne das zu sehr zu zeigen. Also habe ich doch noch Chancen, habe ich gedacht. Gleichzeitig kam ich immer mehr in Konflikt, ob ich mich auf eine Affäre einlassen sollte ...«
»Und wie ging es dann weiter?«, fragt meine Kollegin offen.
»Ich habe Mechthild schließlich gefragt, ob wir zusammen nach dem Kurs noch was trinken gehen wollen und da habe ich ihr dann erzählt, wie es bei mir aussah. Dass ich wegen der beiden Kinder nicht so einfach weggehen wollte von meiner Familie, obwohl ich wirklich nicht mehr glücklich war in der Ehe.«

»Das war offenbar ganz schön schwierig für Sie ...«, sagt meine Kollegin und wendet sich wieder an Herrn E.: »Wie haben Sie das erlebt, Mechthild, als Johannes Ihnen von seinem Konflikt berichtet hat.«

Diesmal antwortet Herr E. mit fester Stimme, er scheint in der Rolle von Mechthild angekommen zu sein: »Ich war ja mittlerweile richtig verliebt und wollte gerne eine feste Beziehung zu Johannes. Ich habe gehofft, je deutlicher ich ihm meine Liebe zeige, desto eher kann er seine Frau loslassen. Ich habe ihm mein Herz zu Füßen gelegt, kann man sagen. Aber wenn er nicht da war, habe ich gegrübelt, geweint und gehofft. Schließlich hat er jedes Mal, wenn wir uns wieder trafen, gesagt, dass er bald mit ihr Schluss machen würde.«

»Und? Haben Sie das glauben können?«

»Ja, das habe ich geglaubt. Ich glaube auch, dass Johannes selbst es geglaubt hat. Zumindest eine Zeit lang.«

»War das so?«, wendet sich meine Kollegin wieder an Mechthild als Johannes.

»Ja, ich war wirklich beeindruckt von der Liebe, die ich von Mechthild empfing. Ich habe echt um eine Entscheidung gerungen. Aber dann hat meine Frau von unserer Beziehung erfahren und nach meinem Gefühl sehr klug reagiert. Sie hat mir keine Szene gemacht, sie hat sich alles angehört und gesagt: ›Ich warte auf dich, Johannes, es wird vorbeigehen.‹ Das hat mich schließlich mürbe gemacht. Ich konnte zu der Zeit noch nicht all das aufgeben, was wir zusammen aufgebaut haben. Und die Kinder haben mich ja auch noch gebraucht.«

»Und wie haben Sie dann Mechthild mitgeteilt, dass Sie sich nicht für ein Leben mit ihr entscheiden konnten?«

»Ganz schwierig wurde es für mich, als Mechthild mir sagte, dass sie gerne mit mir ein Kind haben würde. Ich habe das wochenlang innerlich geprüft, aber mich nicht dazu durchringen können. Ich habe zu Mechthild gesagt: ›Das wäre nicht richtig, für mich wäre das so etwas wie ein Verrat an meinen Kindern.‹ Und dann hat Mechthild lange geweint und schließlich hat sie gesagt: ›Dann geh!‹«

»Sie haben sich also damals von Johannes getrennt?«, frage ich Herrn E. als Mechthild.

»Ja, das war absolut furchtbar, die schlimmste Zeit meines Lebens. Ich wollte Johannes, ich wollte ein Kind, ich wollte eine Zukunft mit einer eigenen Familie. Aber das konnte Johannes mir nicht geben. Das habe ich gespürt. Und es hat mir das Herz zerrissen, als ich dann gesagt habe: ›Dann geh!‹ Ich konnte das Warten einfach nicht länger ertragen, ich konnte mich nicht länger verbiegen.«

Während dieser Worte von Herrn E. hat Frau E. im Nebenstuhl erst leise, dann immer hörbarer zu weinen begonnen. »Du weißt es also doch«, sagt sie plötzlich schluchzend. Jetzt ist sie wieder Mechthild. »Du weißt es also doch ...«

Auch Herr E. wechselt jetzt unmittelbar die Rolle und sagt als Johannes: »Natürlich, Mechthild, natürlich weiß ich das.« Er steht auf, nimmt seinen Stuhl und stellt ihn neben den seiner Partnerin. Sie duldet es, als er seinen Arm um ihre Schulter legt und lehnt sich weinend an seine Seite.

»Es tut mir so leid, Liebes, es tut mir so leid.«

Meine Kollegin und ich haben in diesen Momenten keine Sprechrolle. In solchen Momente kann etwas heilen.

Schließlich bricht Frau E. die tränenreiche Stille. »Mir tut es gut,

dass ich das mal so von dir gehört habe, Johannes«, sagt sie und kuschelt sich noch ein bisschen mehr an ihn.
»Aber wir haben doch schon so oft darüber gesprochen ...«, hat nun Herr E. einen Spontanrückfall, den ich schnell, sanft und gleichzeitig entschieden aufzufangen versuche.
»Kein Aber, Herr E., kein Aber. Vielleicht war es heute anders ...«
»Ja, heute war es anders«, sagt Frau E. und richtet sich nun wieder in ihrem Stuhl auf. Sie schaut Johannes von der Seite direkt an und sagt: »Danke, mein Schatz, für die Entschuldigung.«
Noch etwas verdutzt sagt Herr E.: »Bitte, Liebes ...«, dann sagt er nichts mehr, weil er geküsst wird.

Das Wiedersehen

Brigitte und Georg F. – sie Krankengymnastin, er Grafiker – sind seit fünf Jahren verheiratet. Seit etwa zwei Jahren ist die Idee einer Paarberatung immer mal wieder Thema zwischen ihnen, jetzt ist es so weit.

Frau F. macht eine deutliche Ansage: »Ich möchte, dass wir besser lernen, uns auseinanderzusetzen. Wir verfallen wie zwei Hamster im Laufrad immer wieder in alte Streitmuster.«

»Und wie läuft das dann mit dem Laufrad zum Beispiel?«

Frau F. überlegt einen Moment und schildert eine aus ihrer Sicht typische Situation: »Nehmen wir mal das letzte Wochenende. Da sitzt Georg am Tisch im Wohnzimmer und liest sein Computerbuch. Mir fällt ein, dass wir noch besprechen müssen, was wir am Abend machen wollen, und frage Georg. Er versucht mich mit ein paar Worten abzuspeisen, anstatt zu sagen, ich solle ihn in Ruhe lassen. Das will ich mir nicht gefallen lassen, werde kribbelig und setze nach. Ich will einfach seine ganze Aufmerksamkeit, um zu klären, was wir machen, und lasse nicht locker.«

»Und ich verstehe nicht, dass du mich ausgerechnet dann ansprichst, wenn ich etwas anderes tue. Kann schon sein, dass ich dann abweisend reagiere.«

»Klingt so, als ginge es um die Klärung, wer wann für was ansprechbar ist«, sage ich und frage: »Haben Sie zu Hause eigentlich ein Fax-Gerät?«

Herr und Frau F. schauen verdutzt. »Ja, wieso?«

»Der Vergleich hilft beim Kommunizieren im Alltag. Das Fax-Gerät schickt ja zuerst auch einen Probeton an die gewählte Nummer und fragt damit: Bist du auf Empfang? Kann ich dir was zusenden? So einen ›Fax-Ton‹ könnten Sie auch vorschalten, bevor Sie loslegen. Zum Beispiel könnten Sie fragen: Kann ich dir mal was erzählen? Mir liegt da noch was am Herzen ... Kannst du mir einen Moment zuhören? Ich möchte gerne was mit dir besprechen.«

»Klingt plausibel, könnten wir mal ausprobieren«, sagt Frau F.

»Wenn ich es mir aber so überlege, haben wir auch das Problem, dass mein Mann es schon als Streit empfindet, wenn ich finde, dass wir uns angeregt engagiert unterhalten.«

»Ja, und ich glaube, das hängt damit zusammen, dass es so schwer ist, es dir recht zu machen. Ich bin ja bemüht, mitzuhalten, aber gleichzeitig hoffe ich, dass der Streit bald zu Ende ist. Du legst dann oft noch nach und sagst: ›Endlich diskutieren wir mal ordentlich.‹ Für mich ist das total anstrengend, Brigitte, und vor allem fühle ich mich absolut verwirrt und unter Druck. So als ob ich irgendetwas total falsch gemacht habe ... Und dann bin ich wie paralysiert, während du immer weitermachst.«

»Wie wäre es eigentlich, mal gemeinsam auf die Suche zu gehen, durch was dies alles emotional gespeist wird?«, frage ich. »Nach unserer Erfahrung lohnt sich oft ›der Blick in den Rückspiegel‹. Das heißt: Wie war das eigentlich in Ihren Familien früher mit Interessenskonflikten und Streit, mit Fax-Ton und Auseinandersetzung? Was wir da in unseren Herkunftsfamilien beobachtet und gelernt haben, taucht ja in heutigen Konflikten mitunter wieder auf. Hätten Sie Lust, da mit uns einzusteigen, um die aktuellen Dissonanzen und Hamsterräder besser zu verstehen?«

»Was meinst du, Brigitte?«, wendet sich Herr F. an seine Frau.

»Ich fände es gut.«

»Okay, wenn's hilft …«, antwortet Frau F.

»Prima. Ich nehme das als Zeichen, dass wir uns hier wiedersehen. Vielleicht könnten Sie sich bis dahin darauf verständigen, mit welcher Ihrer beiden Familien wir anfangen. Wäre das ein Vorschlag?«

»Wir werden uns bemühen«, sagt Herr F., auch seine Frau nickt, und wir verabreden gemeinsam den nächsten Termin.

Die zweite Stunde eröffnet Herr F. ohne Umschweife mit den Worten: »Ich darf anfangen, haben wir besprochen«, und er beginnt zu erzählen.

Die Eltern von Herrn F. hatten einen kleinen Speditionsbetrieb und kämpften in den Fünfzigerjahren »ums Überleben«, waren »rund um die Uhr« im Einsatz und hatten wenig Zeit für ihre zwei Kinder. Herr F. erinnert sich daran, dass er und seine Schwester oft zu einer Tante aufs Land geschickt wurden, um die Mutter zu entlasten. Georg liebte diese Tante Gertrud sehr. »Sie war eine warmherzige Person und ich spüre noch heute, wie sie mir immer so über den Kopf strich. Bei meiner Tante ging es uns gut, besser als in der Stadt bei den Eltern, die sich auch oft stritten wegen der Probleme mit Kunden und im Betrieb ... Und dann war da der Unfall«, sagt Herr F. plötzlich. »Es war im Sommer und eigentlich sollten wir die Ferien wieder bei unserer Tante verbringen. Wir freuten uns schon darauf. Ich glaube, die Abfahrt stand kurz bevor, und wir spielten bei uns hinterm Haus mit ein paar anderen Kindern. Ich war damals sechs, meine Schwester fast zwei Jahre jünger. Es war immer so, dass ich als ›Großer‹ auf Maria aufpassen sollte, und das habe ich auch getan. Doch auf einmal war da dieser Schlag und Bremsenquietschen hinter der Hecke. Ich lief hin und sah Maria unter einem großen Auto liegen. Sie blutete und gab keinen Laut von sich.«

Herrn F. steigen die Tränen in die Augen. »Ich habe das alles gar nicht begriffen, vor allem, als eine Nachbarin mich dann von der Straße holte und alle so aufgeregt waren. Ich weiß noch genau, dass meine Eltern später bei uns zu Hause sagten: ›Maria ist tot, du wirst sie nie wieder sehen, du hast nicht auf sie aufgepasst.‹ Das hat mich total durcheinander gebracht. Ich spürte einen großen Druck und eine riesige Ohnmacht. Ich fühlte mich wie gelähmt und überflutet von Schuldgefühlen ...«

»Alle waren so aufgeregt und Sie waren mit Ihren sechs Jahren wie gelähmt und überflutet von Schuldgefühlen«, nehme ich die Worte von Herrn F. wieder auf.

»Ja, Sie haben mir die Schuld gegeben. Und es ist nie wieder darüber gesprochen worden. Nie wieder. Es war wie ein Tabu. Das belastet mich noch heute sehr. Aber was sollte ich denn machen?« Die Worte von Herrn F. werden immer wieder durch sein Weinen unterbrochen.

»Sie denken oft an Ihre kleine Schwester und überlegen, ob Sie Maria hätten helfen können ...«

»Ja«, schluchzt Herr F. »Manchmal glaube ich wirklich, dass ich an ihrem Unfall schuld war.«

»Vielleicht fragen Sie sich auch, wie es mit ihr wohl weitergegangen wäre, wenn sie damals nicht so früh gestorben wäre.«

»Ja, das stimmt.« Die Stimme von Herr F. wird wieder fester. »Wo Sie das jetzt sagen, ab und zu denke ich tatsächlich daran, was wohl aus ihr und uns geworden wäre, wenn sie noch leben würde.«

»Sie haben erwähnt, dass nie wieder darüber gesprochen wurde. ›Du bist schuld!‹, haben die Eltern gesagt und den damals Sechsjährigen mit seinen Gefühlen alleine gelassen. Doch wo ist der kleine Georg mit seiner Verwirrung und seinem Gefühls-Chaos geblieben? Vielleicht holt ihn das Chaos in angespannten Situationen manchmal wieder ein ...«

»Meinen Sie, Marias Tod hat etwas mit unseren Streits am Frühstückstisch zu tun?«, fragt Herr F. ungläubig.

»Das weiß ich noch nicht«, antworte ich. »Ich kann mir nur vorstellen, dass Maria Sie durch Ihr Leben begleitet hat, dass sie eigentlich immer irgendwie dabei ist. Und ich denke mir gerade: Wie wäre es, wenn wir sie einladen würden, einfach mal zu Besuch zu kommen? Sie ist ja sicher auch neugierig, was aus Ihnen geworden ist.«

»Das klingt merkwürdig«, sagt Herr F. »Aber mir wird irgendwie ganz warm, wenn ich mir das vorstelle ...«

»Vielleicht können wir uns ein bisschen mit ihr unterhalten. Wo wäre denn dafür ein guter Platz?«

»Wenn sie bei uns zu Hause auftauchen würde, dann würde ich sie wohl in unser Wohnzimmer bitten.«

»Ins Wohnzimmer ... Und wo säße sie denn da, wenn Sie ihr

einen Stuhl anbieten würden? Schauen Sie mal, wo Sie ihren Stuhl hinstellen würden.«

»Ja, vielleicht so etwas im Winkel zu mir wie in der Sitzgarnitur bei uns.«

Herr F. stellt einen neuen Stuhl im Neunzig-Grad-Winkel zu seinem auf.

Frau F. beobachtet das Geschehen und wirft ihrem Mann einen aufmunternden, mitfühlenden Blick zu, als wollte sie sagen: »Bist du aber mutig!«

Ich eröffne das Wiedersehen der Geschwister mit der Frage: »Wie geht's der Maria?«

»Der geht's gut, die freut sich, mich zu sehen.« Herr F. schaut auf das Sitzkissen des Nachbarstuhls. »Aus Maria wäre auch was geworden, das ist ganz klar. Die wollte immer alles ausprobieren, den Sachen auf den Grund gehen und hatte Spaß am Leben.«

»Und wie ist es überhaupt für Sie, dass Maria Sie besuchen kommt?«

»Das ist toll. Irgendwie etwas ganz Besonderes. Wir haben nämlich wenig Kontakt in der Familie. Ich bin ja früh von zu Hause weg. Wir besuchen uns sonst nicht so oft ...«

»Wie sieht Maria wohl aus?«

»Schön. Eine attraktive Frau. Sie wäre modisch gekleidet. Und sie würde lächeln und neugierig sein, glaube ich.«

»Was würde sie sagen?«

»Sie würde mich fragen, was aus mir geworden ist, was ich für ein Mensch geworden bin, sie würde Brigitte kennenlernen wollen. Und dann würden wir wohl über die alten Zeiten reden. Über unsere Tante Gertrud. Die mochte sie auch so gerne. Über unsere

Mutter, die oft müde war, und Vater, der uns verprügelt hat, wenn wir was verbockt hatten.«

»Und würden Sie wohl auch über den Sommertag von damals sprechen?«

Herr F. atmet tief ein: »Vielleicht.«

»Sie machen das sehr gut, Herr F.«, sage ich, warte einen Moment und frage dann vorsichtig: »Wie war das damals?«

»Ich weiß ja nicht, wie es genau passiert ist«, sagt Herr F. leise.

»Was meinen Sie, was würde Maria wohl sagen? Würde sie auch sagen: ›Du bist schuld, dass du nicht auf mich aufgepasst hast!‹?«

Herr F. weint wieder. Gleichzeitig sagt er sehr entschieden: »Nein, die ist nicht böse mit mir. Sie würde sagen: ›Schade, dass wir nicht mehr weiterspielen konnten. Aber du bist auf keinen Fall schuld, ich wollte ja nur über die Straße laufen. Es tut mir leid, dass ich dich alleine gelassen habe.‹«

Frau F. gibt ihrem Mann ein Taschentuch. »Du bist auf keinen Fall schuld, sagt Maria, und es tut mir leid, dass ich dich alleine gelassen habe«, wiederhole ich ruhig.

»Ja, und sie würde sagen: ›Ich vermisse dich, ich wollte noch nicht weggehen.‹«

»Ich vermisse dich, ich wollte noch nicht weggehen. Wie ist das für Sie, wenn Sie das hören?«

»Tröstlich und schwer, gleichzeitig. Ich vermisse sie ja auch. Wir hätten noch so viel erleben können. Und mit ihr zusammen habe ich mich damals irgendwie stärker gefühlt. Maria fehlt mir einfach sehr – und das sichere Gefühl von damals, bevor das alles passiert ist.«

Herr F. wird still. Nach einer Weile sagt er: »Das ist jetzt wie eine Welle. Das Gefühls-Chaos ist wieder da, die Überflutung, die Trauer, die Vorwürfe. Da sind die Sätze von damals: Du hast nicht aufgepasst, du bist schuld. Und da ist das Gefühl: Was wollen die alle von mir? Ich kann doch nichts dafür.«
»Wie eine Welle, sagen Sie. Kennen Sie diese Welle schon? Die Überflutung haben Sie schon erwähnt.«
»Ja, sicher«, sagt Herr F. »Wenn's hoch hergeht bei uns heute, fühlt sich das ähnlich an. Da dreht es sich ja auch oft um Schuld und Vorwürfe und dass ich was nicht richtig mache. Und mittendrin werd' ich dann ganz traurig und hilflos.«
Herr F. schaut jetzt auf einmal zu seiner Frau und sie blicken sich lange an.
»Wäre Brigitte eigentlich auch dabei gewesen bei dem Besuch von Maria?«, frage ich nach einer Weile.
»Natürlich«, sagt Herr F. und lächelt seine Frau freundlich an.
»Und was wäre mit Ihrer Mutter, wo hätte die gesessen, wenn sie hätte dabei sein können?«
Herr F. antwortet rasch: »Die hätte wohl eher in der Küche gewartet, um uns nicht zu stören. Aber neugierig wäre sie schon gewesen.«
»Und als Maria sagte, der kleine Georg habe keine Schuld gehabt an dem Unfall, was hätte Ihre Mutter wohl dazu gesagt?«
»Ich glaube, sie wäre froh, weil sie sicher selbst Schuldgefühle gehabt hat. Es war eben ein unglücklicher Unfall.«
»Was wäre wohl mit Ihrem Vater?«
»Der wäre bei solch einem emotionalen Treffen gar nicht dabei. So was ist nichts für ihn. Wir haben nie darüber gesprochen. Vater wäre ›beim Ausliefern‹ oder würde im Schrebergarten Ra-

sen mähen. Und wenn alles vorbei wäre, würde er meine Mutter fragen, was die Kinder denn besprochen haben.«

Schließlich frage ich: »Wie wäre es wohl, wenn Maria dann wieder gehen müsste?«

Herr F. zögert einen Moment. »Das würde sie einfach machen. Wenn ich mal nicht hinsehe oder mich kurz umdrehe – dann wäre sie einfach weg.«

»Wie wäre der Satz: ›Ich weiß, dass du jetzt weg musst. Es war schön, dass wir uns unterhalten haben. Ich würde mich freuen, wenn wir in Kontakt bleiben.‹«

»Klingt gut«, sagt Herr F. und klopft leicht auf die Lehne von Marias Stuhl: »Bis bald mal.«

»Darf ich dich was fragen, Georg?«, sagt Frau F. nach einer kleinen Pause.

»Ja, sicher.«

»Wo ist Maria eigentlich begraben?«

»In Hildesheim, wo meine Eltern den Betrieb hatten. Ich war ewig nicht mehr da«, sagt Herr F.

»Wollen wir mal hinfahren und sie besuchen?«, fragt Frau F. vorsichtig.

»Das wäre schön.«

Und Herr F. nimmt die Hand seiner Frau in seine.

Familien-Patina

Das Ehepaar G. sitzt »echt auf Kohlen«. »Wir können zu Hause nicht miteinander reden«, sagt Frau G., »es muss jetzt wirklich was passieren.« Der pubertierende Sohn Lars habe die Eltern gewissermaßen »in die Beratung geschickt«, indem er seiner Mutter in einem Streit an den Kopf warf: »Dann lasst euch doch endlich scheiden! Ich halte es nicht mehr aus, wie ihr miteinander umgeht.«
Manfred G., 46 Jahre, leitet ein eigenes Architekturbüro mit drei Mitarbeitern, Ursula G., 44 Jahre, ist als Erzieherin seit vier Jahren wieder in einer Kindergruppe tätig. Beide sind seit achtzehn Jahren verheiratet und haben zwei Kinder: Janine, 15 Jahre, und Lars, 13 Jahre.
Herr G. wirkt still, vorsichtig, zurückhaltend, fast verschlossen. Er ist darauf bedacht, die Form zu wahren, und sehr bemüht, sich verständlich zu machen. »Ich habe ständig das Gefühl, dass mich meine Frau analysiert. Alles, was ich mache, sage oder sein lasse, wird kommentiert«, sagt Herr G.
Auf mich wirkt er wie ein »getretener Hund«, der nicht weiß, was

er machen soll. Herr G. äußert, dass er sich leer und ausgelaugt fühle, mitunter »richtig desolat«.

Aus dem Gesicht von Ursula G. spricht die Anstrengung, »es allen in der Familie recht machen zu wollen«. Einerseits ist sie bemüht, kooperativ zu sein, andererseits gehemmt, selbstunsicher und anklagend. »Ich fühle mich von meinem Mann im Stich gelassen und nicht unterstützt«, sagt sie. »Und wenn er dann noch Alkohol trinkt, finde ich ihn richtig eklig. Dann vergeht mir sowieso die Lust, mit ihm zu reden. Ich habe wirklich Angst, dass er zum Alkoholiker wird.«

In den ersten Stunden der Paarberatung spricht Frau G. viel von ihren Ängsten: Angst um das weitere Auskommen der Familie, verbunden mit »Vorschlägen«, wie ihr Mann seine Arbeit und sein Büro besser organisieren könnte. Angst, dass die Kinder »abstürzen in die Drogenszene« oder mit der Schule nicht zurechtkommen. Angst, keine gute Mutter zu sein. Angst vor den fortgesetzten Vorwürfen ihrer weit über siebzigjährigen Mutter. Und im Gespräch ist deutlich zu spüren: Angst, direkten Kontakt aufzunehmen. Insgesamt wirkt Frau G. verzweifelt und erschöpft. Manchmal muss sie sich zu Hause aus »unerklärlichen Gründen übergeben«.

Immer wieder ist zwischen den Ehepartnern der gegenseitige Appell zu spüren: »Ändere du dich zuerst!« Ein bekanntes Muster, das in der Paarberatung häufig zu beobachten ist. Je größer die Verzweiflung, desto hartnäckiger die Forderung, dass der andere sich endlich ändern solle. »Wenn du trinkst, kann ich nicht mit dir reden!« (Frau G.) versus »Du behandelst mich wie einen Versager, dann sag ich lieber gar nichts mehr und zieh mich zurück!« (Herr G.)

Der spürbaren Hilflosigkeit versuchen Herr und Frau G. mit gegenseitigen Vorhaltungen in Du-Form – man könnte sagen mit »Offensiv-Fouls« – zu begegnen: »Du machst mich unglücklich! Du wirst dich ja nie ändern! Kannst du es nicht mal so machen, wie ich es möchte?!« Eigentlich ist es erstaunlich, dass beide Ehepartner darum kämpfen wollen, als Paar zusammenzubleiben. Der Glauben an eine fruchtbare Auseinandersetzung ist mangels positiver Erfahrung kaum mehr spürbar.

Die lange Reihe der Enttäuschungen hat zu lähmender Resignation geführt: »Selbst wenn du auf mich zukommen würdest, so sehr ich es mir wünsche, wüsste ich nicht, ob es nicht zu bedrohlich für mich wäre.« Und noch eine Ebene tiefer scheinen zehrende Selbstzweifel zu liegen: »Wenn ich dir meine wirklichen Wünsche zeigen würde, mache ich mich nur noch verletzlicher. Ich kann nicht glauben, dass sie wirklich erfüllt würden. Ich kann nicht glauben, dass ich dir als Person wirklich wichtig bin.«

Das betrifft auch das Bedürfnis nach liebevoller Berührung. Wenn Herr G. sich seiner Frau zuwenden will, geht sie auf Distanz, nicht zuletzt, »wenn er nach Alkohol riecht«. Auch in diesem Punkt scheint Herr G. aufgegeben zu haben, obwohl die Sehnsucht der beiden den Raum erfüllt.

In der Tat eine verfahrene Situation mit diversen »Altlasten«. Um nicht in die gerne zugewiesene Rolle der Schiedsrichter gedrängt zu werden, die entscheiden sollen, wer die größere »Schuld« an der prekären Familien-Situation hat, bitten wir in der vierten Sitzung das Ehepaar G. um Informationen zu ihren Herkunftsfamilien. Wir sammeln oft und jeweils möglichst früh in unserer Arbeit diese Informationen mit Hilfe eines Genogramms – einer Art kommentierten Familienstammbaums auf Papier.

Herr G. ist Zweitgeborener. Er hat eine vier Jahre ältere Schwester, die auch verheiratet ist und drei Kinder hat, sowie einen jüngeren, bisher kinderlosen Bruder.

Beide Elternteile von Herrn G. sind ebenfalls Zweitgeborene. Sein Vater war unter der Woche als Staatsrat in der Landeshauptstadt weit weg von zu Hause tätig und nur an den Wochenenden bei seiner Frau und den drei Kindern. Herr G. berichtet, dass er seinen Vater früher lediglich vage wahrgenommen habe, er sei schlichtweg nicht da gewesen und auch an den Wochenenden habe er sich eher zurückgezogen, um sich auszuruhen.

Während wir darüber sprechen, sagt Herr G. plötzlich: »Eigentlich ist es ja gar kein Wunder, dass ich nicht so recht weiß, wie ich mit meinen Kindern in der Pubertät umgehen soll. Ich habe ja auch nicht erlebt, wie man vom Vater Halt und Orientierung bekommt.« Dieses »Aha-Erlebnis« wirkt anhaltend und befreiend. Herr G. wird in den folgenden Sitzungen öfter sagen: »Ich bin nicht mehr so niedergeschlagen«, und in späteren Momenten der Rückschau immer wieder auf dieses fehlende Vorbild hinweisen.

Herr G. kennt, wie uns beide Ehepartner auf unsere Frage nach der »Streitkultur« in den ersten Sitzungen bestätigten, für sich in Konfliktsituationen nur das sporadische Lautwerden und den resignierten Rückzug, den der Alkohol erleichtert.

»Und wie war das bei Ihren Eltern, Herr G.? Wie haben die deutlich gemacht, dass sie unterschiedlicher Meinung waren?«, fragt meine Kollegin.

Herr G. überlegt: »An Auseinandersetzungen kann ich mich nicht erinnern. Es wurde bei uns ja kaum was Persönliches besprochen. Meine Mutter hat etwaige Konflikte beschwichtigt, richtig ausdiskutiert wurde das nicht. Mein Vater war ja auch kaum da, sodass Mutter alles selbst entscheiden musste.«

»Haben Sie von Ihrem Vater denn irgendetwas ›mitgekriegt‹, wenn er kaum da war?«

»Tja, was heißt ›mitgekriegt‹?«, antwortet Herr G. »Er wollte uns immer vermitteln, dass es darum geht, ›sich zu beherrschen‹. Ich höre noch heute seinen Satz: ›Nur wer seine Gefühle im Griff hat, hat das Zeug zur Führung.‹«

»Wie fanden Sie denn diesen Satz damals? Und wie finden Sie ihn heute?«, hakt meine Kollegin nach.

»Na ja, damals war ich ja froh über jeden Satz von ihm, Hauptsache, er sprach überhaupt mal mit mir. Heute klingt das natürlich ziemlich schräg«, sagt Herr G. nachdenklich.

»Vielleicht bin ich auch deshalb heute so hilflos in unseren Streits, weil ich mich ja beherrschen will.«

»Das wusste ich gar nicht, Manfred«, wirft Frau G. ein. »Auf mich wirkt dein Vater immer so – wie soll ich sagen – ›jenseits von allem‹. Hast du deine Eltern eigentlich jemals zärtlich miteinander gesehen?«

»Nein, ich glaube, das würde ich erinnern. Außer dem Begrüßungskuss am Samstag war da nichts, was ich hätte ›abgucken‹ können.«

Ich versuche an dem möglichen »Verbindungsstück zwischen Früher und Heute« dranzubleiben: »Sie haben eben gesagt, Herr G.: ›Ich fühle mich so hilflos in den Streits, weil ich mich ja beherrschen will.‹ Wie ist das dann für Sie?«

Herr G. überlegt: »Ja, so eine Mischung aus Wut, Verzweiflung und Ohnmacht. Und dann muss ich mich total am Riemen reißen, nicht zu explodieren.«

»Okay, vielleicht können wir mal versuchen, einen anderen Zugang zu dem zu finden, was Sie eben beschrieben haben. Was meinen Sie, wenn Sie sich hier so in der Praxis umschauen, finden Sie irgendetwas hier im Raum, das etwas über Ihre Gefühle in so einer Situation aussagen könnte?«

»Wie meinen Sie das? Ich soll einen Gegenstand finden, der mein Gefühl symbolisiert?«

»Ja, genau.«

Herr G. denkt nach und schaut sich um. »Na ja, da fällt mein Blick als Erstes auf diese Steinesammlung auf Ihrer Fensterbank.« Er steht auf und nimmt einen Feuerstein mit vielen Kanten in die Hand. »Ich versuche dann ganz kühl zu bleiben. Einerseits bin ich innerlich am Kochen und andererseits weiß ich wohl, dass es nach außen hart und abweisend wirkt. Eigentlich bin ich hart, aber dann auch wieder nicht.«

»Einerseits hart, andererseits auch nicht. Wie war noch der Satz Ihres Vaters damals: Nur wer seine Gefühle im Griff hat ...«

»... hat das Zeug zur Führung«, ergänzt Herr G.

»Seit wann führen denn eigentlich Steine?«, rutscht es mir heraus. Wir schmunzeln gemeinsam.

»Mir ist es viel lieber, wenn du dann ein paar Funken sprühen lässt als dich hinter deinen Flaschen zu verstecken«, meldet sich jetzt Frau G. zu Wort.

»Ich weiß«, sagt Herr G. und legt den Stein zurück auf die Fensterbank.

In der nächsten Sitzung berichtet Herr G. nachdenklich, aber nicht ohne Stolz, von einem Streit mit seinem Vater. Als die betagten Eltern am Sonntag zu Besuch am Kaffeetisch saßen, habe sich der ehemalige Staatsrat abfällig über arbeitslose Architekten

geäußert und Herr G. habe ihn mit den Worten konfrontiert: »So sprichst du in meinem Haus nicht über meinen Berufsstand.« Vater und Mutter hätten daraufhin das Haus des Sohnes verlassen, wo sie »ja offenbar nicht mehr willkommen« wären. Belohnt worden sei Herr G. daraufhin durch die Worte seiner Frau: »Das war mutig von dir, Manfred. Ich bin richtig stolz auf dich!«. Ihr Kuss führte nach langer Zeit mal wieder zu einem erotischen Beisammensein, das auch Frau G. offenbar sehr genossen hatte.
Auch in ihrer Familie war der Austausch von Zärtlichkeiten nicht alltäglich. Frau G. ist Einzelkind. Die Mutter sei ebenfalls Einzelkind gewesen und stark an ihrer eigenen Mutter, also der Großmutter von Frau G., orientiert. Zudem sei sie sehr dominant und ausgesprochen anspruchsvoll, auch gegenüber ihrer Tochter. »Und sehr kühl. Sie hat nie gelacht. ›Dazu ist das Leben zu ernst‹, hat sie gesagt«, zitiert Frau G. ihre Mutter.
Der Vater von Frau G. – Ältester von vier Geschwistern – sei für seine Frau ein Versager gewesen. Er habe »nichts richtig zuwege gebracht, habe den gemeinsamen Fertigungsbetrieb in den Konkurs geritten.«
»Ich erinnere viele diesbezügliche Vorwürfe von meiner Mutter gegen ihn und entsprechende Streitereien.«
»Meinen Sie, es gibt irgendwelche Parallelen zu den Auseinandersetzungen in Ihrer Ehe?«, frage ich Frau G. Die reagiert prompt, als sei ihr schon beim Erzählen »ein Licht aufgegangen«: »Ich denke schon. Es geht ja bei uns auch oft um das Geld und die Zukunft. Irgendwie hab ich wohl die Ängste meiner Mutter übernommen. Sie hat damals oft davon gesprochen, dass es eng werden würde mit dem Auskommen, vor allem nach dem Konkurs des Betriebes.«

»Jetzt verstehe ich das«, sagt Herr G. auf einmal. »Dann ist es ja kein Wunder, dass ich dich nicht beruhigen kann. Meine Frau glaubt mir nämlich nicht, dass wir mit den Aufträgen sehr gut dastehen im Vergleich zu anderen.«

»Und du verstehst nicht, dass ich angesichts der Wirtschaftslage einfach Angst habe«, kontert Frau G.

»Doch, das habe ich verstanden, aber jetzt weiß ich auch, woher das kommt ...«

Im weiteren Gespräch »über die Vergangenheit« wird deutlich, dass Frau G. sich nicht von ihrer Mutter angenommen fühlte.

»Ich konnte und kann es ihr nie wirklich recht machen – aber irgendwie lässt sie mich auch nicht los. Als Kind war ich oft verzweifelt, wenn ich spürte, meine Mutter will was von mir und ich kann es nicht erfüllen.«

»Ich glaube, diese Mischung aus Angst und Druck erleben viele Kinder, die als Einzelkinder aufwachsen. Da sind Sie auch nicht allein«, sage ich zu Frau G. »Da ist die Angst, dass ›irgendetwas passiert‹ mit dem Kind und gleichzeitig der Druck: ›Aus dir muss was werden! Mach du es richtig!‹«

»Das kann ich mir gut vorstellen, ich hab ja auch Angst um meine Kinder ...«, antwortet Frau G.

In den folgenden Treffen signalisiert sie große Offenheit für Überlegungen im Zusammenhang mit ihrer eigenen Geschichte, sodass sie nicht mehr alle »Schuld« für ihre Gemütslage bei ihrem Mann suchen muss. Die Blickrichtungen auf beiden Seiten beginnen sich zu ändern.

Das Puzzle der Informationen zu den beiden Herkunftsfamilien vervollständigt sich, als wir über die Bedeutung von Geschwisterkonstellationen sprechen.

»Es scheint tatsächlich Auswirkungen auf unser Lebensgefühl, auf die ›inneren Aufträge‹ und unsere Beziehungen zu haben, an welcher Position in der Geschwisterfolge wir geboren worden sind. Ich will mal versuchen, das, was die Fachliteratur dazu sagt, anhand Ihrer Familienstammbäume an der Wand zusammenzufassen«, sage ich. »Sie, Herr G., sind Zweitgeborener. Zugleich sind Sie der erste Sohn in Ihrer Herkunftsfamilie. Ihre Eltern sind interessanterweise auch Zweitgeborene in ihren Familien. Sie, Frau G., sind Erstgeborene und Einzelkind. Ihr Vater war der Älteste und Ihre Mutter war auch Einzelkind. Nun ist in verschiedenen Untersuchungen die Bedeutung von Geschwisterpositionen erforscht worden. In der Literatur dazu werden sie mit bestimmten, typischen Eigenschaften in Verbindung gebracht. Diese typischen Eigenschaften können, müssen aber natürlich nicht auf Sie beide zutreffen. Zum Beispiel heißt es, dass Spätergeborene weniger ängstlich seien, weil die Eltern schon Erfahrungen mit den früher geborenen Kindern sammeln konnten ...«

»Ja, und deshalb geraten wir wahrscheinlich so oft aneinander, wenn mein Mann mir meine Angst ausreden will, zum Beispiel beim Autofahren. Er versteht einfach nicht, dass ich mir Sorgen mache.« Frau G. hat einen spontanen Rückfall in alte Vorwurfsschleifen.

Ihr Mann geht aber nicht darauf ein, sondern ergänzt konstruktiv: »Vielleicht muss ja für dich deshalb alles vorher ganz genau geklärt sein, wenn wir zusammen in Urlaub fahren wollen ...«

»Könnte sein«, sagt Frau G. und schenkt ihrem Mann ein Lächeln.

»Das fängt möglicherweise schon ganz früh an. Wir haben ja gehört, wie sehr Ihre Frau die Angst ihrer Mutter gespürt hat. Bei Erstgeborenen ist ja alles noch ganz neu und ungewohnt, da agieren die Eltern vielleicht auch unsicherer. Sie, Herr G., waren vielleicht als Zweiter schon ›auf der sicheren Seite‹. Da können Sie dann leichter sagen: ›Hab doch keine Angst.‹«

»Macht Sinn.«

»Und nun kommt eine These, die Sie betreffen könnte. Es heißt, dass Zweitgeborene, positiv formuliert, eher vermittelnd sind und, nicht so positiv ausgedrückt, fast konfliktscheu ...«

Diesmal antwortet Frau G.: »Das stimmt. Konflikten gehst du gern aus dem Weg. Du willst es lieber harmonisch. Wie oft habe ich gesagt, dass du dich gegen Janine mehr durchsetzen musst. Dann zuckst du immer nur mit den Schultern.«

Herr G. wirkt so, als wolle er genau das jetzt auch wieder tun. Ich springe ihm zur Seite: »Mir fällt gerade auf, wenn ich mir das Genogramm noch mal anschaue: Ihre Mutter, Herr G., ist ja auch Zweitgeborene. Hatten Sie nicht gesagt, dass sie Streit zu vermeiden suchte und eher beschwichtigte? Manches kommt nicht unbedingt aus der aktuellen Beziehung, sondern hat schon eine gewisse Familien-Patina. Gleichzeitig nehmen Zweitgeborene sehr genau auf, was in der Familie vor sich geht. Sie versuchen, dafür zu sorgen, dass alle zufrieden sind. Man spricht auch vom ›emotionalen Container‹ der Familie. Hatte Ihr Sohn Lars Sie nicht hierher geschickt?«

»Ja. Der sagt auch oft: ›Hört doch auf zu streiten.‹ Und damals eben: ›Wenn ihr nicht aufhören könnt zu streiten, lasst euch doch scheiden. Ich halt das nicht mehr aus!‹ Und das hat alles mit der Geschwisterfolge zu tun? Ist ja spannend!«

»Es sind natürlich nur Thesen, aber aufgrund von Beobachtungen bei einer ganzen Reihe von Familien. Zum Beispiel sollen Zweitgeborene sehr treue Freunde sein und gleichzeitig ein bisschen was von Einzelgängern behalten.«

»Erstaunlich«, wundert sich nun Frau G., »das mit den treuen Freunden ist wahr. Jedes Jahr muss mein Mann mit seinen Kollegen in Urlaub fahren. Da lässt er nichts drauf kommen.«

»Ja, wieso auch, Ursel, ist doch gut, wenn man Freunde hat.«

»Ich sag ja gar nichts, aber dass du jetzt schon in der Fachliteratur auftauchst ...«

Die Stimmung in der Sitzung hellt sich merklich auf.

»Haben Sie noch was auf Lager?«, will Herr G. nun wissen.

»Da gibt es noch ein ganze Menge«, sagt meine Kollegin, »vielleicht wenden wir uns mal den Erstgeborenen zu.«

Herr und Frau G. nicken zustimmend.

»Älteste entwickeln oft, so heißt es, ein starkes Verantwortlichkeitsgefühl, sie sollen gewissenhaft, fürsorglich und zielorientiert sein.«

»Das ist ja fast wie ein Horoskop«, sagt Herr G., »stimmt doch alles, Ursel, oder?«

»Na ja, schon, sagt die Wissenschaft denn auch was über den Druck, den die Erstgeborenen von ihren Eltern mitbekommen?«

»Ein gutes Stichwort«, sagt meine Kollegin. »Der Druck entsteht fast von selbst. Die gebündelte Aufmerksamkeit, das Scheinwerferlicht, die Verantwortung für die Fortsetzung der Familientradition. ›Du als Ältester oder Erstgeborene musst doch ein Vorbild sein ...‹ Das macht möglicherweise schon von Anfang an Druck. Sie hatten ja auch davon gesprochen, dass es Ansprüche an Sie zu geben schien, denen Sie nicht nachkommen konnten. Von Erstgeborenen und Einzelkindern werden oft besondere Dinge und besondere Leistungen erwartet. Manchmal fühlen sie sich auch, als müssten sie eine besondere Mission erfüllen.«

»Woher wissen Sie das alles?«, will Frau G. wissen.

»Dazu gibt es eine Menge Bücher. Und übrigens: Ihre beiden Eltern«, meine Kollegin zeigt auf das Genogramm an der Wand, »sind ja auch Erstgeborene. Und Einzelkinder – wie Sie und Ihre Mutter – gelten oft als ›Potenzierung der Erstgeborenen‹. Also eine ganze Menge Druck schon, weil sie keine Geschwister haben ...«

»Steht denn in den Büchern bei Erstgeborenen auch so was wie kritisch, anspruchsvoll, perfektionistisch? Das würde nämlich zu dir passen«, sagt jetzt Herr G. und schaut seine Frau kess an. »Du willst doch immer alles ganz genau wissen und analysieren ...«

Statt Frau G. antwortet meine Kollegin: »Möglich. Sie haben das ja offenbar beobachtet. Jedenfalls sagt man, dass Erstgeborene sehr gewissenhaft seien. Und nun stellen Sie sich vor, was passiert, wenn sich eine Erstgeborene mit einem Zweitgeborenen zusammentut?«

»Dann gibt's Stress«, schmunzelt Herr G.

»Nicht unbedingt, denn eigentlich sind das ja komplementäre, sich ergänzende Positionen. Sie haben ja schon Erfahrungen gesammelt mit Ihrer älteren Schwester. Das kann dann auch nützlich sein ...«

»Interessant«, sagt Frau G. »Das mit dem Druck geht mir noch nach. Ich sollte damals ja immer alles ganz akkurat und korrekt machen. Schlamperei war verpönt. Kann es denn sein, dass ich deshalb heute so hohe Erwartungen an mich und andere habe, weil meine Eltern sie auch an mich gestellt haben?«

»Natürlich«, sagt meine Kollegin. »Und es geht noch weiter: Genauso wenig wie Sie die Erwartungen Ihrer Eltern erfüllen konnten, weil es nie ›genug‹ war, kann offenbar Ihr Mann heute Ihren Erwartungen voll und ganz entsprechen. So überlegen Sie manchmal, ob er denn überhaupt der ›Richtige‹ für Sie ist. Doch nur die wenigsten Menschen sind dazu geboren, die ›Besten‹ zu sein, selbst wenn sie ›die Ersten‹ in der Familie gewesen sind. So kann es sein, dass Sie sich von Ihrem Mann auch wünschen, dass er Sie von der Last dieser Ansprüche befreit und in gewisser Weise ›rettet‹, denn wir wünschen uns alle von unserem Partner, dass er oder sie das leichter macht, was uns bedrückt. Leichter wird es aber erst dann, wenn wir begreifen, dass die Ansprüche Altlasten sind, die wenig mit unserer aktuellen Beziehung zu tun haben.«

»Hört sich sehr gut an, was Sie da sagen«, findet Herr G.

»Das stimmt«, sagt auch Frau G.

»Wir sind nicht auf der Welt, um es allen recht zu machen«, sagt meine Kollegin zu Frau G., »und vor allem müssen wir lernen, uns nicht noch mehr Druck zu machen durch zu viele Aktivitäten und Projekte. Die kleine Ursula hat schon genug Druck gehabt. Hatten Sie nicht gesagt, dass Sie im Alltag so wenig Zeit für sich persönlich haben?«

Jetzt steigen Tränen in Frau G.s Augen und ihr Mann streichelt ihr etwas unbeholfen über ihren Unterarm.

»Und«, meine Kollegin macht eine Pause, »dann ist da noch was, was man über Erstgeborene herausgefunden hat. Soll ich das noch sagen?«

Frau G. nickt und schaut wieder auf. Ihr Mann hat seine Hand auf ihrem Arm liegen lassen und sie duldet es.

»Man sagt, dass Erstgeborene es besonders schwer haben, ihre Gefühle jemandem anzuvertrauen, weil sie sich im Innern für nicht ›genug‹ und nicht ›liebenswert‹ halten. Und um Zurückweisung zu vermeiden, behalten Sie ihre Gedanken und Gefühle lieber für sich. Ihr Mann möchte sie aber gerne sehen, genauso wie Sie gerne sehen würden, wie es im Innern des Feuersteins aussieht …«

Der Blick, den die beiden jetzt tauschen, ist sehr weich.

»Ja«, sagt meine Kollegin. »So ist das.«

Wir begleiten Herrn und Frau G. ein Jahr lang in über zwanzig Sitzungen und sind immer wieder beeindruckt von der Ausdauer und Zähigkeit des Paares. Am Ende nehmen wir Abschied von einem lebendigeren Paar, mit dem wir gemeinsam ein paar wichtige Etappenziele erreicht haben:

Die Entwirrung der symbiotischen Verstrickung hat begonnen. Herr und Frau G. trauen sich nun offener mit den eigenen Wünschen umzugehen und auch direkt miteinander in Kontakt zu treten. Das Verständnis der Zusammenhänge über die Generationen hinweg wurde zu einer wichtigen Hilfe für das gegenseitige Verständnis. Lieb gewonnene, alte Bilder konnten neu angeschaut und Gefühle von früher wie Druck, Ohnmacht, Hilflosigkeit und Angst an »die richtige Stelle« sortiert werden, auch wenn sie aktuell in der Partnerschaft neu ausgelöst werden.

Direkt darauf angesprochen, bestätigt uns das Ehepaar G., dass »das mit dem Alkohol« kein Problem mehr sei und das Wort Scheidung nicht wieder erwähnt wurde – auch nicht von Lars.

Rote Tücher

»Also, ich hab das mal aufgeschrieben«, sagt Herr H. und faltet einen Zettel auseinander. »Wir haben uns nämlich am Sonntag wieder furchtbar gestritten. Und hätte ich gewusst, dass das Aufschreiben so erleichternd ist, hätte ich das schon tausendmal vorher gemacht.« Herr H. wippt mit dem übergeschlagenen Bein und lacht ein bisschen verlegen. Dann schaut er wieder auf den mitgebrachten Zettel und setzt erneut an: »Das war nämlich so ...«
»Könnten Sie uns das eigentlich noch einmal vorspielen, wie der Streit genau abgelaufen ist?«, fragt meine Kollegin in die Viererrunde der Paarsitzung. »Wo ging er denn los?«
»Na ja ... Wir saßen in der Küche beim Frühstück«, sagt Frau H. und bekommt einen verbissenen Gesichtsausdruck. »Das war wirklich zu blöd!«
»Sie saßen also am Küchentisch – sich gegenüber?«
»Ja, wieso?«
»Vielleicht könnten Sie uns das einmal direkt zeigen. Sie saßen sich also gegenüber am Küchentisch. Könnten Sie hier Ihre Stühle auch so hinstellen wie bei Ihnen zu Hause in der Küche?«

Herr und Frau H. schmunzeln, setzen sich aber bereitwillig mit ihren Stühlen frontal zueinander.

»Moment ...« Meine Kollegin holt einen kleinen Tisch aus dem Nebenzimmer und stellt ihn zwischen Herrn und Frau H.

»Ja, genau. Also wie ging es los? Ich hatte schon fertig gegessen und schaute meine Frau einfach an.«

»Du hast mich irgendwie so bescheuert beobachtet«, kontert Frau H. sofort.

»Ich hab dich nur angeschaut, weil ich dich gerne anschaue«, sagt Herr H. bemüht gelassen und fährt fort: »Du hattest so ein bisschen Marmelade an den Fingern und ich sah, dass dir deine Serviette runtergefallen war ...« Herr H. wartet einen Augenblick, seine Frau gegenüber reagiert aber nicht. So schaut er uns an und fährt in dritter Person fort: »Und als ich ihr dann meine Serviette angeboten habe, hat sie mich total angefaucht – ich hätte ja wohl so ein Ding am Laufen mit Servietten und so ...«

»Moment, bitte«, sage ich, nehme eine Packung vom Fensterbrett und reiche Herrn H. ein Tempotaschentuch, das gleich zum Corpus Delicti wird.

»Genau, das ist meine Serviette, und ihre lag auf dem Boden – haben Sie noch eins?«

»Gerne ...«

Herr H. legt das zweite Tempotaschentuch unter den Tisch. »Und dann hat sie noch gesagt, ich solle nicht immer so väterlich-betulich zu ihr sein. Da war dann der Ofen völlig aus.«

»Was heißt das, ›dann war der Ofen völlig aus‹?«

»Ja, so was wird dann zwischen uns immer zum richtigen Drama. Sie schreit rum, ich schrei zurück, sie pöbelt weiter, ich geh in Deckung und denke: ›Hat ja doch keinen Zweck...‹. Total ätzend, dabei habe ich es doch nur nett gemeint und wollte ihr einen Gefallen tun, damit sie sich die Marmelade abwischen kann.«

»Okay«, sage ich und versuche zu rekapitulieren: »Sie sitzen beim Frühstück zusammen am Küchentisch. Ihnen fällt auf, dass Ihre Frau Marmelade an den Fingern hat, und Sie bieten ihr Ihre Serviette an, weil ihre runtergefallen ist. Wo ist das Problem? Das habe ich noch nicht verstanden? Wann genau geht denn da die Post ab?«

»Wenn Marcus so auf Gentleman macht, das kann ich nicht ertragen,« antwortet Frau H., »darauf reagiere ich mittlerweile allergisch, weil es so was Süßlich-Affektiertes hat. Brrr ...« Frau H. schüttelt sich demonstrativ.

»Süßlich-affektiert ... ach, du liebe Zeit!« Herr H. holt zum Gegenschlag aus am nachgebauten Küchentisch. »Sabine hat ganz einfach ein Problem mit höflichen Umgangsformen. So sieht's aus!«

»Ach so, dann wird also eine gut gemeinte Geste zum Auslöser von gegenseitigen Charakterzuschreibungen: Du bist ja so betulich-affektiert, und du hast keinen Stil ... Nützt das eigentlich was bei der Klärung? Wie sind Sie denn aus der Geschichte mit der Serviette wieder rausgekommen?«

»Na, gar nicht! Das habe ich ja aufgeschrieben, wie das im Einzelnen weitergegangen ist«, sagt Herr H. und holt wieder den Zettel aus der Hosentasche. »Sabine hat das mit dem Gentleman gesagt und ich war total perplex, weil ich dachte, Frauen mögen höfliche Männer. Und weil ich so getroffen und enttäuscht war, habe ich das mit der Stillosigkeit ins Spiel gebracht.«

»Und mit welchem Gefühl auf beiden Seiten ging die Sache zu Ende?«

»Enttäuschung«, bringt es Herr H. auf den Punkt. »Und Verzagtheit, dass Sabine mich nicht wirklich mag.«
»Hmhm, Enttäuschung und Verzagtheit. Und bei Ihnen?«, wende ich mich an Frau H.
»Bedauern, dass wir uns das Leben so schwer machen und uns in solchen Situationen so voneinander entfernen. Und das Gefühl von Nicht-Verstandensein und Leere.«
Ich suche in Gedanken noch nach einem Bezug zwischen dem aktuellen Küchendisput und dem, was wir in den Sitzungen zuvor über die jeweiligen Gepflogenheiten in den Herkunftsfamilien von Herrn und Frau H. erfahren haben, als meine Kollegin ein Angebot macht, um genau diese Verbindung anzusprechen. Sie fragt offen: »Gab es zufällig noch jemanden, der da mit am Tisch saß?«
»Nee, wieso? Wir waren alleine«, antwortet Herr H. sichtlich irritiert.
Ich schaue meine Kollegin an und versuche es dann mit einer Erklärung: »Wenn zwei frühstücken, sitzen in der Regel mehrere Menschen mit am Tisch ...«
»Ach, so meinen Sie das...« Jetzt entstehen Nachdenkfalten auf der Stirn von Herrn H.
»Haben Sie zu Hause damals bei Tisch Servietten benutzt?«, fragt nun wieder meine Kollegin, zu Frau H. gewandt.
Frau H. wirkt ruhig – und nach einer Weile bekommt ihr Gesicht einen traurigen Ausdruck. »Hört das denn nie auf?«, sagt sie tonlos vor sich hin.
»Was meinen Sie damit?«, fragt meine Kollegin.
Frau H. richtet sich auf, ihre Hände liegen auf dem kleinen Tisch vor ihr. »Ja, das stimmt«, sagt sie dann. Ihre eben noch müde

Stimme klingt schon wieder fester. »Wir hatten unmittelbar vor diesem Streit am Sonntagmorgen von meinen Eltern gesprochen ... Das nervt jetzt aber schon, dass so was offenbar nie aufhört.«
»Was denn genau?«
»Dass einen die alten Geschichten so verfolgen. Zu Hause lagen immer Leinen-Servietten neben dem Teller, und wir hatten sogar eine Haushälterin, die das Essen reintrug, wenn wir alle gemeinsam am Tisch saßen. Mein Vater war streng, ich würde sogar sagen unnahbar, und er achtete sehr auf gutes Benehmen. Da musste alles ganz akkurat zugehen ...«
»Und wenn Ihnen dann Ihr Mann, der Sie vorher so beobachtet hat, eine anbietet ...«, versuche ich den Brückenschlag.
»Ja, dann läuft der alte Film wieder ab ... Gruselig, förmlich, steif, tot.«
Eigentlich hänge ich noch den letzten Worten von Frau H. nach – förmlich, steif, tot –, aber ihrem Mann fällt etwas anderes ein: »Ich glaube, ich habe doch einen Servietten-Tick«, sprudelt es aus ihm heraus. »Als ich so fünfzehn oder sechzehn war, da bin ich das erste Mal in ein absolut vornehmes Restaurant eingeladen worden, wir hatten damals nicht so viel Geld. Und da gab es so richtig tolle Servietten. Die waren gestärkt und hatten so eine schöne Farbe. Ich glaube, es war dunkelrot, so ein richtig schönes Weinrot. Seitdem finde ich Servietten einfach geil.« Ein Schmunzeln huscht über sein Gesicht. »Das gibt's doch nicht! Wie war noch der Satz, den Sie eben gesagt haben?«
»Meinen Sie: Wenn zwei frühstücken, sitzen immer mehrere Menschen mit am Tisch?«, wiederhole ich noch einmal.
»Ja, genau«, sagt Herr H. Er holt das Streitprotokoll aus der Hosentasche, streicht es glatt und schreibt. Dann schaut er wieder

auf und sieht seine Frau lächelnd an. »Ich bin überhaupt nicht väterlich und steif. Das waren nur die Servietten früher. Du hast eben so seltsame Eltern ...«

Na, super, eine neue Runde von Charakterzuschreibungen ist eröffnet! Die Stimmung ist aber schon deutlich besser. Und wir haben ja noch ein paar Stunden ...

Das Bild im Mülleimer

Frau K. hatte am Telefon von »Eskapaden« und »Alkohol-Ausflügen« ihres Mannes gesprochen, als sie um einen Beratungstermin bat. Und ich hatte gefragt, ob der es denn auch für sinnvoll halte, zu einem gemeinsamen Gespräch zu kommen.
»Ja«, hatte Frau K. entschieden geantwortet. »Wir wollen es weiter zusammen versuchen. Er sieht ein, dass etwas passieren muss. Außerdem habe ich es zur Bedingung gemacht, dass sich was ändern muss, wenn es mit uns weitergehen soll ...«
Heute im Erstgespräch spricht Herr K., ein gut beleibter Mittvierziger mit schelmischem Blick aus etwas glasigen Augen beeindruckend offen von seinen »Fluchttendenzen«: »In der Regel passiert es dann, wenn ich mich unter Druck fühle, von der Arbeit her zum Beispiel oder durch andere Dinge, die Geldsorgen wegen des Hauses zum Beispiel, aber auch durch Dorothea, die mir dann Vorwürfe macht oder Ratschläge gibt. Dann hau ich einfach ab, kipp mir ordentlich was auf die Lampe und versacke regelrecht irgendwo in einer Kneipe.«
»Wie oft flüchten Sie denn so?«, frage ich.

»Na, in letzter Zeit war es besonders hart, weil Gerüchte um anstehende Kündigungen in der Firma die Runde machen, also vielleicht so ein- bis zweimal im Monat.«

»Norbert, ein- bis zweimal im Monat? Du machst dir doch was vor. Vor vier Wochen warst du drei Tage und Nächte nicht erreichbar. Deswegen hab ich doch Herrn Hansen angerufen.«

»Wäre das vielleicht ein kleines Beispiel, wie es zu Hause zu einem Streit kommen könnte?«, versuche ich der Eskalation zuvorzukommen.

»Ja, so oder so ähnlich«, antwortet Frau K. Ich schätze sie Ende dreißig, ihre blond gefärbten Haare umrahmen den im Scheitel zu sehenden Originalfarbton.

Herr K. schweigt mit gesenktem Blick. Er scheint nach seinen ersten offenen Worten innerlich gerade wieder zu flüchten. Ich spreche ihn erneut direkt an: »Sie haben das eben so eindrücklich geschildert, wie Sie den Zusammenhang zwischen innerem Druck und dem Versacken in der Kneipe erleben. Mich würde interessieren, ob Ihre Sorgen dann erträglicher werden und ob sich der Druck löst.«

Herr K. schaut wieder auf: »Kurzfristig ja, würde ich sagen, dann schalte ich ja alles aus. Aber ich weiß natürlich, was mich zu Hause erwartet.« Er wendet sich jetzt an seine Frau: »Ich weiß ja, Dorothea, dass das schwer auszuhalten ist für dich, wenn ich dann plötzlich weg bin und irgendwo versacke. Das weiß ich doch. Aber in dem Moment ist mir das alles total egal, dann will ich von niemandem etwas hören, auch von dir nicht.«

»Genau das verletzt mich doch so, Norbert«, entgegnet Frau K. mit kräftiger Stimme.

Das ist selten, denke ich bei mir, wie schnell der Kern des Konflikts hier deutlich geworden ist.

Bevor ich das aussprechen kann, setzt Frau K. schon nach: »Ich kann das einfach nicht aushalten, wenn du mich einfach alleine lässt, ohne mir was zu sagen, obwohl du weißt, dass ich mir Sorgen mache. Ganz abgesehen davon, wie unappetitlich und verschlossen du dann irgendwann nach Hause kommst. Ich will das nicht mehr, Norbert!«

»Ich weiß«, sagt Herr K. kleinlaut, innerlich wohl wieder »auf der Flucht«.

»Das kann ich sofort nachvollziehen, Frau K., dass Sie sagen, so geht es nicht weiter«, schalte ich mich nun ein. »Und ich verstehe Ihren Mann so, dass er sich auch Sorgen macht, wie es weitergeht. Was müsste denn wohl passieren, damit sich die Lage entspannen kann?«

Die Antwort von Frau K. kommt umgehend: »Mein Mann müsste aufhören mit seinen Kneipenausflügen.«

»Würde ich ja gerne, Dorothea, aber wenn das so einfach wäre, wären wir nicht hier.«

Ich versuche den Rückwärtsgang aus der leidvoll bekannten Sackgassen-Situation zu finden und mache einen Vorschlag: »Wie wäre es, wenn wir uns gemeinsam noch ein bisschen genauer anschauen würden, wer da in Ihrem Innern, Herr K., so alles was zu sagen hat, wenn wir also die einzelnen Mitspieler Ihres ›inneren Teams‹ noch besser kennenlernen würden? Wäre das in Ordnung?«

»Klingt interessant«, sagt Herr K. »Aber wie meinen Sie das genau?«

»Sie kennen vielleicht die Goethe-Zeile, ich glaube aus dem *Faust*: ›Zwei Seelen wohnen, ach, in meiner Brust‹. Ich habe den Eindruck, das könnte auch bei Ihnen passen. Haben da nicht auch verschiedene Seelen zu unterschiedlichen Zeiten das Sagen? Heute zum Beispiel kommt es mir so vor, als sitze hier der Norbert, der den Ernst der Lage erkennt und überlegt, was er tun kann, um seine Beziehung zu retten.«

Herr K. nickt. Seine Frau hört aufmerksam zu.

»Wie könnte man den nennen? Vielleicht den Ratsuchenden?«

»Ja, könnte passen ...«

»Und dann gibt es da noch den Norbert, der aussteigt, wenn der Druck zu groß wird und dem dann alles eine Zeit lang egal ist, obwohl er weiß, dass seine Frau zu Hause auf ihn wartet. Wie würden Sie den Norbert, oder sagen wir, den Teil von Norbert nennen?«

»So was wie den Beziehungsflüchtling?«, schlägt Herr K. fragend vor.

»Für mich ist das der Egoist, der Rücksichtslose und der Unverschämte«, wirft jetzt Frau K. fast wütend ein.

»Das liegt wohl in der Natur der Sache«, sage ich in ruhigem Ton, »dass die inneren Mitspieler, die Seelen in der Brust eines Menschen, von anderen Menschen, also von außen, anders wahrgenommen werden. Vielleicht gibt es sogar einen Unterschied zwischen den Mitarbeitern im Innendienst und denen im Außendienst ... Mir ist es im Moment erst einmal wichtig, überhaupt alle Norbert-Mitspieler kennenzulernen. Ist das in Ordnung für Sie?«, frage ich Frau K.

»Ja«, sagt sie knapp.

»Vielen Dank. Herr K, was gibt es denn noch für Akteure im Norbert-Team? Wir hatten bisher den Ratsuchenden und den Beziehungsflüchtling.«

»Na ja, da ist ja auf jeden Fall der Teil in mir, der mit Dorothea zusammenbleiben will, der sich eine glückliche Beziehung wünscht. Das weißt du doch, oder?« Die Augen von Herrn K. suchen die seiner Frau. »Ich will dich ja gar nicht verlassen oder verlieren. Und es tut mir sehr leid, wenn ich dich immer so verletze.«
Frau K. schweigt, auch diese Beteuerung scheint sie schon oft gehört zu haben.
Ich weise auf den Stapel Stühle an der Wand und frage Herrn K.: »Wo würden denn eigentlich all diese Teile hier im Raum sitzen? Der Ratsuchende, der Beziehungsflüchtling und der mit Dorothea Verbundene?«
Herr K. überlegt einen Moment, nimmt sich dann beherzt einen Stuhl vom Stapel und stellt ihn neben den seiner Frau. »Na, hier so. Das wäre der, der sich mit Dorothea verbunden fühlt. Und daneben (er weist auf seinen ersten Stuhl), das ist der Ratsuchende, der sich zerrissen und unsicher fühlt.«
»Ja, der Ratsuchende ist zerrissen und unsicher. Fehlt noch ein Teil von Norbert?«
Nach kurzer Bedenkzeit stellt Herr K. noch einen Stuhl in den Halbkreis. »Ich würde sagen, der Malocher. Der stünde dann hier so, in der Nähe vom Rat suchenden Norbert.«
»Aha, gut, und wo säße der Beziehungsflüchtling mit den Alles-egal-Zeiten?«
Herr K. schaut sich im Raum um. »Der sitzt hier ja gar nicht.«
Er geht auf das Flipchart zu, stellt es in den Raum und einen weiteren Stuhl dahinter. »Der Beziehungsflüchtling macht sich einfach unsichtbar. So in etwa..«
»Der macht sich unsichtbar, sagen Sie. Der ist dann weg?«

»Ja.«
»So richtig weg? Ist der Abstand dann richtig so?«
»Nee, aber dafür reicht der Platz hier ja nicht.«
»Und wenn der Platz reichen würde, wo stünde der Stuhl denn dann? Vor der Tür?«
»Wahrscheinlich noch weiter weg, im Wintergarten vielleicht. Hinter den Pflanzen.«
»Machen Sie ruhig«, sage ich, und Herr K. stellt den »Beziehungsflüchtling« in den Wintergarten der Praxis. Seine Frau und ich können ihn nun nicht mehr sehen.
»Setzen Sie sich doch bitte mal auf den Stuhl von dem Norbert, der sagt: ›Mir ist alles egal.‹«‹

Herr K. nimmt auf dem Stuhl des Beziehungsflüchtlings im Wintergarten Platz, ich stehe auf, gehe zu ihm und sage: »Da hinten sitzen Ihre Frau, der mit ihr Verbundene, der unsichere Ratsuchende und der Malocher. Ich möchte mich jetzt gerne mal mit dem Beziehungsflüchtling unterhalten. Ist das in Ordnung?«
»Ja.«
»Für Sie auch, Frau K.?«, frage ich, in der Glastür zum Wintergarten stehend.
»Ja.«
Ich nehme meinen Stuhl, stelle ihn neben Herrn K. und setze mich.
»Wie geht es dem Norbert hier?«
»Es ist ein bisschen kalt. Und ich sehe niemanden mehr.«
»Hmhm, der Norbert sieht niemanden mehr.« Ich lasse den Satz im kühlen Wintergarten einen Moment lang wirken. Dann sage ich: »Mich würde interessieren, wie alt der Beziehungsflüchtling, wie Sie ihn genannt haben, eigentlich ist.«

Die Antwort kommt überraschend schnell: »Der ist jung, glaube ich, der wird so zwölf bis vierzehn Jahre alt sein.«
»Aha, zwölf bis vierzehn, das ist ja auch keine leichte Zeit. Wie ging es denn dem jungen Norbert damals auf der Reise vom Jungen zum Mann?«
»Na ja, ich war ja immer alleine. Meine Eltern haben tagsüber beide gearbeitet und abends zu Hause haben sie sich gestritten.« Die Stimme von Herrn K. wird leise und weich. »Eigentlich war ich für sie so gut wie gar nicht da.«
»Eigentlich war ich für sie so gut wie gar nicht da«, wiederhole ich ruhig. »Und eben haben Sie gesagt: Ich sehe ja niemanden mehr.«
»Ja, so war das. Ich erinnere mich noch ganz genau daran – ich glaube, da war ich sechs oder sieben –, da hatte ich ein Bild für die Eltern gemalt und mir ganz viel Mühe gegeben. Ich hab's ihnen geschenkt, doch sie haben es gar nicht beachtet. Sie haben sich wieder gestritten und am nächsten Tag fand ich das Bild im Mülleimer. Das weiß ich noch bis heute.«
»Und Sie hatten sich solche Mühe gemacht, um ihnen eine Freude zu machen ...«
»Ja, genau«, sagt Herr K. Er klingt wie ein traurig-trotziger Junge.
»Wussten Ihre Eltern eigentlich, dass Sie sich so alleine gefühlt haben?«
»Nee, ich glaube, das war denen egal.«
»Das war ihnen egal?«
»Sonst hätten sie ja das Bild nicht weggeworfen. Damals habe ich angefangen zu glauben, dass ich sowieso nicht wichtig bin. Meine Eltern hatten nie Zeit und wenn sie Zeit hatten, waren sie

mit sich beschäftigt. Und Vater ist, wenn ihm die Streiterei zu viel wurde, abgehauen. ›Ich geh dann mal‹, hat er dann gesagt.«
»Ich geh dann mal … Auch so ein Flüchtling?«
»Kann man sagen, das ging eine ganze Weile so. Meine Mutter und ich wussten dann auch nicht, wo er war. Und als ich ungefähr vierzehn war, hat er seine Koffer gepackt und ist ausgezogen, ohne sich von mir zu verabschieden.« Herr K. sitzt zusammengesackt auf seinem Stuhl im kühlen Wintergarten.
Ich versuche durch die offene Tür zu erkennen, wie es Frau K. im Nebenraum geht. Sie sitzt still in ihrem Sessel und hat sich ein Kissen vor die Brust gedrückt.
»… ohne sich zu verabschieden«, wiederhole ich. »Wie wäre es, wenn wir uns jetzt für heute von dem jungen Norbert verabschieden und schauen, wie es Ihrer Frau ergangen ist?«
»Ja«, sagt Herr K. entschlossen.
Während wir den Wintergarten verlassen, frage ich: »Welcher von den Stühlen, die hier noch stehen, würde denn jetzt im Moment am besten passen?«
Herr K. setzt sich auf den Stuhl des Verbundenen dicht neben seine Frau. Es ist warm im Raum. Sie legt das Kissen zur Seite und schaut ihrem Mann mit zartem Blick entgegen.

Der Gepäckschein

Die heutige sechste Sitzung beginnt skurril. Herr L. hat schon Platz genommen, seine Frau besucht noch rasch das WC. Als sie eintritt, geht alles ganz schnell. Ohne uns zu begrüßen, geht sie geradewegs auf ihren Mann zu, beugt sich zu ihm hinunter, gibt ihm einen Kuss und drückt ihm einen kleinen Gegenstand in die Hand. Sie sagt streng, aber doch liebevoll: »Hier, den hast du vergessen!« Dann begrüßt sie uns und setzt sich auf ihren Platz. Sie trägt wie stets ein adrettes Business-Kostüm.
Herr L. schaut in seine Hand. Zögerlich und etwas ungelenk steckt er seinen Ehering auf den Ringfinger seiner rechten Hand und schaut fast jungenhaft zu seiner Frau. Die sagt entschieden: »Ich bestehe darauf!« Ihr Blick zu uns will offenbar fragen: Und was machen wir heute? Das war außerhalb der Tagesordnung ...
In Paarberatungen gibt es eigentlich kaum etwas »außerhalb der Tagesordnung«. Alles, was passiert, kann für die Klärung von Beziehungsproblemen hilfreich sein. Die Chance dieses furiosen Einstiegs können wir uns natürlich nicht entgehen lassen, und

so fragen meine Kollegin und ich fast zeitgleich: »Und was war das jetzt?«

Frau L. antwortet umgehend und keck: »Mein Mann hat seinen Ehering zu Hause vergessen und ich habe ihn mitgebracht.«

»Ich habe ihn nicht vergessen«, sagt Herr L. leise und mehrdeutig. Dann aber nichts mehr.

Es entsteht eine Pause, bis meine Kollegin vorsichtig nachfragt: »Sondern?«

Frau L. kommt der Antwort ihres Mannes zuvor: »Er nimmt immer den Ehering ab, wenn wir streiten ...«

Offenbar ist Herr L. eher ein Mann der Taten als der Worte, denke ich bei mir. Sein Signal, den Ring im Streit abzulegen, kann allerdings vieles bedeuten, zum Beispiel: Ich fühle mich nicht mehr mit dir verheiratet. Oder: So ein Streit hat nichts mit unser Ehe zu tun, ich möchte unsere Beziehung nicht damit belastet wissen. Oder: Mir fehlen die Worte, ich muss Zeichen setzen.

Und wie kommt es, dass er den Ring, den ihm seine Frau hinterhergetragen hat, nun in der Sitzung wieder so brav aufsetzt? Will er auch damit Zeichen setzen? Etwa: Hier soll alles wieder gut werden! Oder: Ich stehe den Trennungs-Status nicht durch. Oder: Ich mach ja alles, was du von mir willst?

Um nicht weiter spekulieren zu müssen, frage ich einfach nach: »Wie geht es Ihnen, Herr L.?«

»Schlecht. Ich weiß wirklich nicht weiter. Nun sind wir schon so oft hier gewesen, aber wir kriegen es einfach nicht hin, nicht mehr zu streiten. Und vorgestern ist es mal wieder so eskaliert, dass ich nicht weiß, ob wir noch zusammenbleiben.«

Das hört sich nach echter Verzweiflung bei Herrn L. an, während seine Frau die schon öfter geschilderten Streitspiralen nicht so anzufechten scheinen. In solchen Momenten des »Ich weiß nicht mehr weiter« muss ich aufpassen, dass ich mich von der Mutlosigkeit nicht anstecken lasse und gleichzeitig mitfühlend bleibe. Und ich muss mich entscheiden, ob ich ein weiteres Mal nach dem Inhalt des Streits frage.

Heute nehme ich den Hinweis auf die aktuelle Eskalation nicht auf – das hatten wir schon in früheren Sitzungen ausgiebig getan –, sondern bleibe bei dem Ehering-Auftakt. »Und dann wirkt die Sache insgesamt so verfahren, dass Sie – um im Bild zu bleiben – die Ehe ablegen wollen?«

»Ja«, kommt es leise von Herrn L., er ringt mit den Tränen.

»Die offenbar immer wieder aufkommenden Kämpfe belasten Sie so sehr, dass Sie müde werden und nicht mehr an eine gute Zukunft glauben?«

Herr L. nickt traurig.

»Und wie kommt es, dass Sie den Ehering heute hier wieder aufgesetzt haben?«

»Ich will nicht aufgeben«, sagt Herr L., öffnet seine rechte Hand, hält sie einen Moment waagerecht und dreht sie dann mehrfach, um den Ring zu betrachten. Seine Handbewegungen scheinen seine Ambivalenz zu illustrieren: Die Konflikte mit meiner Frau gehen mir wirklich an die Substanz, ich will das so nicht mehr, aber hinschmeißen kann ich auch nicht. Offenbar macht das Dilemma Herrn L. sprachlos, denn er sinniert weiter. Innerlich suche ich nach der Möglichkeit eines »dritten Weges«, als meine Kollegin sich an Frau L. wendet und fragt: »Und wie geht es Ihnen?«

»Ja, unsere Kleinkriege sind schon sehr anstrengend. Das ist gar keine Frage. Aber ich bin dann nach ein, zwei Tagen wieder so drauf wie früher. Mir macht das nicht so viel aus wie Thomas. Das war früher bei uns in der Familie irgendwie normal, dass es da auch ordentlich zur Sache ging. Ich bin immer ganz bestürzt, wenn er dann gleich unsere Ehe in Frage stellt.«

»Sie finden das also gar nicht so bedrohlich wie Ihr Mann?«, fragt meine Kollegin noch einmal nach.

»Wie gesagt, ich weiß, dass wir diese Streitereien in den Griff kriegen müssen, aber es war mir schon klar, als wir geheiratet haben, dass wir das Zusammenleben auf Dauer nicht ohne Konflikte hinbekommen. Wir sind einfach sehr verschieden.«

»Können Sie denn eigentlich durch Ihre Streits etwas klären? Fühlt es sich danach leichter an?«

»Nicht wirklich. Das ist das Problem. Wir verhaken uns regelmäßig in einen anstrengenden Machtkampf, wer sich jetzt durchsetzt. Meistens macht Thomas dann irgendwann dicht«, sagt Frau L. und schaut zu ihrem Mann.

»Für mich haben diese Kämpfe etwas Existenzielles, so als ob mir der Boden unter den Füßen wegbricht. Ich werde dann gleichzeitig kopflos und verzweifelt. Und ich verliere in solchen Streits den Bezug zu der Frau, die ich geheiratet habe. Dann schreit es in mir: So war das aber doch nicht abgemacht. Bitte aufhören! Aufhören! Ich will doch die Liebe zu dir nicht verlieren.«

Herr L. findet zu den Worten zurück. Das ist gut.

»Habe ich das eigentlich richtig in Erinnerung, dass Sie nächste Woche in Urlaub fahren wollen?«, fragt da meine Kollegin. Offenbar sucht sie in Gedanken auch nach einem »dritten Weg«.

Die L.s wirken überrascht, waren sie doch in Gedanken gerade beide wieder beim Wühlen in alten Kisten.

»Ja, wieso?«, sagt Frau L.

»Ich stelle mir nur gerade vor, wie das wohl werden wird. Nehmen Sie Ihre Konflikte und Machtkämpfe mit in den Süden?«

»Wahrscheinlich schon«, antwortet Herr L. wieder etwas einsilbig.

»Von mir aus nicht unbedingt«, beeilt sich Frau L. zu sagen.

»Wenn ich erstens davon ausgehe, dass Sie sich Ihren Urlaub hart verdient haben und ihn genießen wollen, und wenn ich zweitens davon ausgehe, dass Kämpfen anstrengend ist und Entspannung hochwillkommen, wie wäre es, wenn Sie eine Kampfpause für den Urlaub verabreden?«

»Klingt sehr gut!« Herr L. wirkt etwas optimistischer.

»In Ordnung«, sagt Frau L. jetzt ihrerseits recht knapp.

»Gut, wir könnten Ihnen vorschlagen, Ihre Kämpfe hier aufzubewahren. Wir passen gut auf sie auf, darin haben wir schon einige Erfahrung. Sie brauchen also keine Angst zu haben, dass sie verloren gehen. Wenn Sie möchten, erinnern wir Sie auch gerne nach Ihrer Rückkehr an die strittigen Themen. Allerdings nur, wenn Sie wollen.«

Herr und Frau L. schmunzeln. Meine Kollegin hat offenbar »einen Dreh« gefunden.

»Wie finden Sie das?«

»Gute Idee«, sagt Frau L. und auch ihr Mann nickt zustimmend.

»Es geht also um einen Urlaub ohne Kleinkriege. Was könnte dafür hilfreich sein?« Meine Kollegin schaut auffordernd.

»Ja, erst mal brauchen wir eine Abmachung und die müssten wir vielleicht noch etwas genauer formulieren«, überlegt Herr L.

»Das können wir gerne machen ... Was genau wollen Sie denn hier lassen und nicht in den Urlaub mitnehmen?«, steige ich ein. »Wir könnten Ihnen ja so was wie einen Gepäckschein ausstellen für alles, was hier bleiben soll ...« Ich krame in dem Ordner meiner Sitzungsmitschriften, hole aus einer Extrafolie einen kleinen farbigen Zettel hervor und halte ihn hoch: »Wie wär's damit?«
Die Stimmung im Raum hellt sich merklich auf.
»Was soll ich darauf vermerken?«
Herr L. macht den ersten Versuch: »Die alten Themen.«
»Die alten Themen – so was wie ›Alt-Lasten‹?«, frage ich zurück und höre ein doppeltes »Ja«.
»Okay, ich schreibe also hier oben drauf ›Gepäckschein‹, unterstrichen, hier das Datum und darunter: für Alt-Lasten von Martina und Thomas L. ... Wollen Sie ›Alt-Lasten‹ noch konkreter benennen oder wissen Sie beide, welche Streitthemen damit gemeint sind?«
»Genauer wäre nicht schlecht«, überlegt Frau L. und sagt: »Egoismusvorwürfe.«
»Ich schreibe: Egoismus. Noch was?«
»Kontrolle und Eifersucht«, ergänzt Herr L.
»Kontrolle und Eifersucht.«
»Unterstellungen ...«, kommt von Frau L.
»... und Besserwisserei«, sagt Herr L.
»Moment, nicht so schnell. Unterstellungen und Besserwisserei. Ich wiederhole noch mal: Egoismus, Kontrolle und Eifersucht, Unterstellungen und Besserwisserei. Das sind fünf Gepäckstücke. Fehlt noch was?«
Herr und Frau L. schauen sich an, lächeln kurz, überlegen und sagen: »Nee.« und »Das reicht.«

»Prima.«

Meine Kollegin überlegt laut: »Wie ist das eigentlich mit solchem Gepäckschein. Muss man da nicht einen Wert angeben für die aufgegebene Sache oder gibt's das nur beim Pfandleiher?«

»Egal«, sagt Herr L., der offenkundig Gefallen an der Sache findet: »Schreiben Sie bitte drauf: ›Wert: Ein erholsamer gemeinsamer Urlaub‹.«

»Geht klar. Wert: Ein erholsamer gemeinsamer Urlaub.«

»Und wie ist das eigentlich, wenn der eine oder die andere vergessen haben sollte, dass Sie das alles hier gelassen haben, wollen Sie sich gegenseitig daran erinnern dürfen?«, fragt meine Kollegin nach.

Jetzt antwortet Frau L., ohne zu zögern: »Ja, das wäre dann das Kleingedruckte: Im Falle des Verlustes darf an den Gepäckschein erinnert werden – oder so ähnlich.«

»Okay, ich schreibe: Kleingedrucktes: Es darf erinnert werden. Und wie reagiert dann der oder die Erinnerte?«

»Mit nur einem Satz: ›Ach so, stimmt ja.‹ Das ist erlaubt. Mehr nicht.« Herr L. grinst.

Frau L. sagt: »In Ordnung.«

»Super Gepäckschein, finde ich. Ist alles geregelt?«, frage ich in die Runde.

»Ja, vielen Dank«, nickt Herr L. und seine Frau schließt sich an.

»Wer steckt die Gepäckmarke jetzt ein, damit sie nicht verloren geht?«, fragt meine Kollegin, und ich übergebe die beschriebene Karte Herrn L., der den Arm spontan ausgestreckt hat.

Herr und Frau L. verabschieden sich dankbar.

Als die Praxistür hinter ihnen ins Schloss gefallen ist, gehen meine Kollegin und ich lächelnd aufeinander zu und umarmen uns – wie nach jeder Sitzung.
»Gute Arbeit!«, sage ich.
»Gleichfalls«, sagt sie. Und wir freuen uns.
Zwei Wochen später bekommen wir eine Postkarte aus Gran Canaria: »Wir genießen unseren Urlaub. Sonne satt, Unterkunft hitverdächtig, Gepäckschein entbehrlich. Herzliche Grüße!«

Die Entscheidung

Die ersten fünfzehn Minuten der ersten Sitzung sagt Herr M. kein Wort. Er sitzt in sich zusammengesunken in seinem Stuhl und versteckt das Gesicht hinter seinen großen Händen. Ganz in Schwarz gekleidet, sind die grau-weißen Haare an Herrn M. das Einzige, was leuchtet. Er sitzt auf der Anklagebank und seine Haltung signalisiert: »Ich bin schuld, ich weiß, aber haut mich bitte nicht weiter!«
Seine Frau wählt ihre Worte mit Bedacht. Sie hat es ihrem Mann gleichgetan und ist auch ganz in Schwarz gekommen. Es ist unschwer zu erkennen, dass es in ihr brodelt: »Also, seit einem halben Jahr weiß ich, dass mein Mann eine Geliebte hat. Die ist zwanzig Jahre jünger als er und arbeitet in der gleichen Firma. Das war natürlich ein Riesenschock für mich. Wir sind jetzt immerhin fast zweiunddreißig Jahre verheiratet.«
Da klingt so etwas wie Stolz in der Stimme von Frau M. Meine Kollegin und ich greifen noch nicht ein, sondern lassen Frau M. weitererzählen und versuchen, die sprudelnden »Erste-Minuten-Fakten« mitzuschreiben.

»Dann ist es immer hin und her gegangen. Ich hab ihm Termine gesetzt, bis wann er sich entscheiden muss, und er hat gesagt: ›Ja, ich versuch's!‹ Bis ich eingesehen habe, dass das keinen Zweck hat, weil er sich offenbar wirklich nicht entscheiden kann. Er hat also den Kontakt zu ihr noch nicht beendet, sondern ist erst mal alleine in Urlaub gefahren, um ›nachzudenken‹. Dann habe ich erfahren, dass sie ihm nachgefahren ist ... Es hat einen Riesenkrach gegeben. Danach hab ich zu ihm gesagt: ›Zieh aus!‹ Und seit zwei Monaten leben wir getrennt. Er hat sich eine Wohnung genommen und ist aus dem Haus ausgezogen, das wir gemeinsam gebaut haben.« Jetzt ringt auch Frau M. um ihre Fassung. Nach einer Pause sagt sie: »Und wir wissen immer noch nicht, wie es weitergeht. Deswegen kommen wir zu Ihnen.«

Und schon hängen wir »mit drin«. Der Auftrag von Frau M. scheint zu lauten: »Ich weiß wirklich nicht mehr weiter! Bringen Sie meinen Mann dazu, dass er zu mir zurückkommt und diese Schlampe in die Wüste schickt.« Aber was ist mit dem großen Schweiger in der »Mea maxima culpa«-Haltung?

Ich versuche es mit der Billard-Variante, »über die Bande«, und wende mich an Frau M.: »Kennen Sie das von Ihrem Mann, dass er sich so zurückzieht und nichts sagt?«

»Nee, überhaupt nicht. Mein Mann steht meistens im Mittelpunkt, er redet sonst sehr viel.«

»Also.« Herr M. räuspert sich, die Billardkugel hat ihr Ziel erreicht: »Beate ist aus Stuttgart und jetzt seit zwei Jahren in der Firma. Ich habe ihr bei ein paar Fragen geholfen, und darüber sind wir uns auch näher gekommen. Ich hab da so eine Art Helfersyndrom. Dann gab es eine gemeinsame Fortbildung und da haben wir uns gegenseitig gestanden, dass wir mehr füreinander empfinden. Ich

glaube, ich hab alles vermasselt. Beate ist auch verheiratet und will sich jetzt von ihrem Mann trennen. Mittlerweile weiß ich aber gar nicht mehr, ob ich mich für sie entscheiden kann ...«
»Ich hab gesagt, dass er ja gerne zu ihr ziehen kann«, unterbricht Frau M., sie steht wirklich unter Druck, »wenn es das ist, was er will. Er soll sich nur klar entscheiden. Aber wenn ich ihn dann bitte, mir ins Gesicht zu sagen, dass ich ihm nichts mehr bedeute, dann kann er das auch nicht.«
Die Untertitel zu dieser Passage könnten lauten: Was ist bloß mit diesem Mann los, zu dem ich mal so aufgeschaut habe? Der kriegt ja absolut nichts mehr geregelt. Und dann immer diese ›Ich weiß ja, dass ich an allem schuld bin‹-Nummer. Vielleicht muss ich mir doch noch einen anderen suchen ...
Auffällig ist, dass Frau M. trotz aller Verletzung offenbar auch neues Selbstbewusstsein gewonnen hat. »Ich bin eine gestandene Frau, ich bin attraktiv, ich mache meinen Job gut und kriege viel Anerkennung dafür. Warum sollte ich mich verstecken? Ewig warte ich nicht auf dich, Joachim. Ich will mich nicht noch mehr demütigen lassen.«
»Das weiß ich, Marianne. Und ich fühle mich auch schuldig, das hab ich dir schon gesagt. Dieses Zerrissen-Sein bringt mich wirklich fast um den Verstand. Anfangs war da so eine Art Besessenheit, die mich immer wieder zu Beate hingezogen hat. Die wollte ich dann rational abstellen. Das ging aber nicht.« Etwas leiser fügt Herr M. dann noch hinzu: »Beate lässt mich auch irgendwie nicht los. Sie ruft mich jeden Tag an und will wie du, dass ich mich entscheide ...«
Das wirkt nicht nur so, das ist eine verzwickte Situation für alle Beteiligten. Herr M. bringt sie noch einmal auf den Punkt: »Immer

wenn ich bei einer bin, sehne ich mich nach der anderen. Wenn ich etwas mit Beate unternehme, denke ich an Marianne, die Kinder und die lange gute Zeit. Und wenn ich mich mit meiner Frau treffe, will ich zu Beate. Und immer mache ich mir Vorwürfe, dass ich den Absprung nicht schaffe. Alle sagen zu mir: ›Du machst deine Ehe kaputt, lange kann deine Frau das nicht mehr mitmachen. Ist sowieso schon erstaunlich, dass sie noch nicht weg ist.‹«

»Na, und stell dir vor, sie macht das wahr, dass sie noch mal schwanger wird ...«, legt Frau M. nach, offenbar wild entschlossen, keine Chance auszulassen, den Druck zu erhöhen. Indirekt sagt sie: Hast du dir das gut überlegt, mit deinen fast sechzig Jahren, noch mal Windeln zu wechseln? Hast du es bei mir nicht entspannter?

Wie so oft versuchen wir die Punktstrahler wieder auf das eigene Befinden zu lenken: »Wie ging es Ihnen denn eigentlich, Frau M., in den letzten Monaten, seitdem Ihr Mann ausgezogen ist?«, fragt meine Kollegin.

Frau M. nimmt die Vorlage an: »Na ja, das ist leicht gesagt: natürlich beschissen. Ich habe aber auch gemerkt, dass ich auf keinen Fall mehr so weiterleben will wie vorher. Ich will mich nicht mehr nur nach meinem Mann richten. Darüber haben wir auch sehr viel geredet in der letzten Zeit. Es war wirklich überraschend für mich, wie viel bei uns in Bewegung gekommen ist. Im Bett läuft es erstaunlicherweise so gut wie lange nicht mehr. Darum sag ich ja: Entweder wir fangen noch mal neu an, die Kinder sind ja aus dem Haus, oder wir ziehen einen Strich drunter, dann aber endgültig. Du musst dich entscheiden, Joachim!«

Das mit der Entscheidung ist deutlich geworden. Das mit der neuen Bewegung in der Ehe – der Sex so gut wie lange nicht mehr – klingt nach Ansatzmöglichkeiten für weitere Treffen. Was Frau M. will, steht nun im Raum – Neuanfang unter veränderten Bedingungen oder Ende der Fahnenstange.

»Und wie ist es bei Ihnen, Herr M.?«

»Eigentlich ist es mein Ziel, mit meiner Frau alt zu werden. Das ist mein Wunsch und so eine Art Vision.« Herr M. hat es allerdings versäumt, das nicht seinen schwarzen Jeanshosen, sondern seiner Frau direkt zu sagen. Die ist aber trotzdem gerührt: »So hast du das noch nicht gesagt.«

Erstaunlicherweise wird sie im nächsten Moment sehr sachlich und sagt: »Morgen haben wir einen Termin beim Anwalt. Ich habe meinen Mann gebeten, dass wir das Finanzielle klären. Ich muss ja auch an meine Zukunft denken.«

Auf unsere Nachfrage, was denn da mit dem Anwalt besprochen werde, sagt Herr M.: »Wir haben uns verständigt, eine Trennungsvereinbarung aufzusetzen.«

Das Wechselbad der Gefühle und Informationen geht weiter, die erste Stunde ihrem Ende zu. Das Ehepaar M. will in vierzehn Tagen wiederkommen.

»Heute fang ich aber nicht an«, sagt Frau M. zu Beginn der zweiten Sitzung.

»Okay, dann stellen wir Ihnen unsere bewährte ›Zweite-Sitzungs-Frage‹. Sie lautet: ›Haben Sie denn noch einmal miteinander über die erste Stunde gesprochen?‹«

»Na ja«, sagt Frau M. nach einem Blick zu ihrem Mann, »dann fang ich doch an. Außer beim Anwalt haben wir uns nämlich nur zweimal gesehen in den zwei Wochen. Und da haben wir über Alltägliches geredet, das Haus, die Kinder, Urlaub und so.

Das ist dann irgendwie schon komisch, weil wir ›die Sache‹ einfach umgehen. Wenn ich nachfrage, fasst Joachim es gleich als Vorwurf auf. Dabei will ich doch nur wissen, ob er noch mit ihr zusammen ist. Darüber haben wir dann gestritten, als er mit ihr am Wochenende weggefahren ist und für mich nicht erreichbar war.«

Heute sitzt Herr M. etwas aufrechter in seinem Stuhl, trägt aber wieder Schwarz. »Ich habe die Erfahrung gemacht«, sagt er, »dass ich meine Frau sehr verletze, wenn ich ihr von Beate erzähle. Und weil ich das nicht will, habe ich beschlossen, ihr nichts mehr von dem zu erzählen, was ich mit Beate mache oder auch nicht. Ich muss das noch mal betonen, Marianne. Wir sind im Moment getrennt, es ist noch nicht entschieden, wie es weitergeht ...«

»Eben«, kommentiert Frau M. spitz.

»Einerseits wollen Sie offenbar ihre Frau vor weiteren Verletzungen schützen, Herr M., andererseits, betonen Sie, dass Sie im Moment getrennt seien«, macht meine Kollegin ihn auf eine neue Ambivalenz aufmerksam.

»Ich versuche, es noch mal zu erklären. Ich sitze wirklich voll in der Falle. Wenn ich Marianne von Beate erzähle, verletze ich sie. Wenn ich ihr nicht von Beate erzähle, verletze ich sie auch und mache sie wütend. Gleichzeitig will Beate, dass ich ihr gegenüber loyal bin, und fordert ein klares Bekenntnis. Und ich sitz voll dazwischen und riskiere, beide zu verlieren.«

»Könnte es hilfreich sein, wenn Sie sich darüber verständigen, was Sie eigentlich gemeinsam besprechen wollen? Was wollen Sie fragen dürfen, Frau M., worüber wollen Sie Auskunft geben, Herr M.?«

Herr M. holt weit aus: »Mir bedeuten beide Frauen sehr viel. Ich

weiß, dass meine Frau den Kontaktabbruch zu Beate fordert ...«
Herr M. macht eine Pause und kämpft mit einem Schluckauf. Nach einigen Schlucken Wasser fährt er unsicher fort: »Ich bin seit ein paar Wochen, seitdem ich eine eigene Wohnung habe, sehr auf Distanz zu Beate gegangen ... Ich weiß eigentlich gar nicht mehr, was ich jeweils mit den beiden besprechen soll, ich bin irgendwie wie paralysiert ...«
Nun wird Frau M. ungeduldig: »Also, ich kann ziemlich genau sagen, was ich will. Ich will die Beziehung zu Joachim weiterleben. Manchmal geht es mir trotzdem richtig gut, wenn er nicht da ist. Je weniger ich von ihm oder der anderen höre, desto besser geht's mir. Aber wenn ich konkret frage, will ich auch eine ehrliche Antwort.«
»Dabei weißt du ganz genau, dass es ja gerade das ist, was ich im Moment nicht bieten kann, eine ehrliche Antwort. Das ist ja mein Dilemma. Was ich sagen kann: Ich finde, dass du dich positiv verändert hast.«
»Was heißt das?«
»Ja, ich nehme dich anders wahr. Du bist selbstbewusster, attraktiver, begehrenswerter geworden, seitdem es zu der Krise gekommen ist.«
Wow, Golddukaten werden verteilt. Die möchte ich gerne festhalten: »Vielleicht könnten Sie Ihrer Frau genauer sagen, was Sie damit meinen.«
Frau M.s Gesicht wird weich und aufmerksam. Herr M. blickt zuerst zu Boden, dann in Richtung seiner Frau: »Na, äußerlich, figürlich. Du redest mehr mit mir, wir haben schönen Sex ...«
»Das fand ich auch schön, aber das mit den tiefen Gesprächen ist ja schon wieder vorbei.«

»Weil ich es eben leid bin, Vorwürfe zu hören, dass ich mich nicht entscheiden kann«, sagt Herr M. und zieht sich wieder in sein Schneckenhaus zurück.

Diese »Schleife« kennen wir schon: Erst passiert etwas Schönes, dann geht's auf schnellstem Wege zurück zu den Vorwürfen. Ich weise mit ein paar Worten darauf hin und versuche dann etwas anderes: »Mit wem besprechen Sie das eigentlich alles, Herr M.? Ich stelle mir das schwierig vor, zu einer Entscheidung zu kommen, wenn man das alles alleine mit sich abmachen muss, weil die vertrauten Partnerinnen nicht in Frage kommen.«

»Ja, eigentlich mit kaum jemandem. Mit einem Kollegen vielleicht, mit dem habe ich mal gesprochen. Seine Frau hatte auch mal einen Geliebten, ist dann aber wieder zu ihrem Mann zurückgekommen ...« Herr M. schluckt gegen seinen Schluckauf an.

»Und was sagt Ihr Kollege dazu?«

»›Du musst dich entscheiden!‹« Ein kurzes Schmunzeln zieht über das Gesicht von Herrn M.

Vor der dritten Sitzung nehmen sich meine Kollegin und ich vor, das Ehepaar M. noch einmal genau zu fragen, was wir denn eigentlich für sie tun können, wohin die gemeinsame Reise in der Beratung gehen soll. »Wir haben uns gefragt«, eröffne ich die Sitzung, »was Sie wohl mitbringen, was Sie wohl besprechen wollen, wobei wir Ihnen weiter behilflich sein könnten.« Eigentlich eine Frage für die erste Sitzung, aber sie steht immer noch im Raum.

Auch Herr M. ist sich treu geblieben, seine Stimmung scheint weiterhin seinem schwarzen Outfit zu entsprechen. »Immer wieder nehme ich einen neuen Anlauf. Aber ich habe den Bruch mit meiner Freundin nicht geschafft. Es ist für mich nach wie vor eine extrem belastende Situation, die mich einfach überfordert. Ich habe mich innerlich zurückgezogen und reagiere im Grunde nur noch auf die Erfordernisse des Alltags. Ich bin nicht mehr ich selbst.«

Meine Kollegin resümiert: »Sie fühlen sich nicht gut, Herr M., Ihre Frau auch nicht, deshalb sind Sie ja hier und wir wollen Ihnen auch gerne helfen. Doch damit wir Ihnen helfen können, müssten wir noch mal genau von Ihnen hören, was das Ziel für unsere Beratung sein könnte. Warten wir gemeinsam darauf, dass Sie sich entscheiden, Herr M.? Wäre das hier der richtige Rahmen, gemeinsam darauf zu warten? Was müsste passieren? Was denken Sie, Frau M.?«

»Ja, ehrlich gesagt, haben wir auch schon überlegt, ob diese Form der Beratung so effektiv ist, was uns das hier wohl bringt«, gesteht Frau M.

Jetzt wird's spannend, übernehmen die M.s das Ruder, um etwas für sich zu klären oder kriegen wir nur eine »Nörgel-Abfuhr«?

»Es ist ja so«, höre ich meine Kollegin sagen. »Herr Hansen und ich tigern an der Hafenmole auf und ab und wissen gar nicht so recht, mit welchem Boot wir wohin rudern oder segeln sollen. Sie müssen uns das Boot zeigen und dann mit einsteigen. Dann können wir ablegen. Noch stehen wir am Hafenbecken ...«

Herr M. ergreift das Wort: »Eigentlich war ich schon auf der Flucht. Ich hatte die Chance, mich noch mal um eine Leitungsstelle in einer anderen Firma zu bewerben. Da habe ich tagelang überlegt. Mein Kollege hat mir dann geraten: ›Mach erst mal eine Baustelle fertig, bevor du die nächste aufmachst.‹ Das fand ich einleuchtend und habe die Bewerbung nicht abgeschickt.«

Das klingt gut, Herr M. entscheidet sich, nicht zu flüchten!
»In der Frage haben Sie also schon eine Entscheidung getroffen. Vielleicht bleiben wir noch einen Moment bei dem Bild mit dem Boot. Das Fluchtboot haben Sie also nicht bestiegen. Welches Boot würden Sie denn stattdessen nehmen? Und welchen Hafen würden Sie gerne anlaufen? Es gibt ja den schönen Satz ›Wer den Hafen nicht kennt, für den weht kein Wind günstig.‹ Was wäre Ihr Ziel?«

»Ich will eine harmonische Beziehung mit meiner Frau im Alter«, sagt Herr M. auffallend energisch. »Bei einer Entscheidung für sie könnten wir hier gemeinsam schauen, wohin uns die See trägt und wie das Boot aussehen soll.«

»Ist denn diese Runde für Sie hilfreich herauszufinden, wie Sie in das Boot, das Sie gerade beschrieben haben, kommen können?«

»Ehrlich gesagt, mittlerweile glaube ich das nicht mehr. In letzter Zeit ist mir klar geworden, dass ich das wohl alleine rausfinden muss. Ich muss da einfach genauer ran, was das alles für mich bedeutet.«

»Das klingt nach einer Entscheidung. Habe ich das richtig verstanden, dass Sie sich jetzt erst einmal eine Einzelberatung suchen wollen?«

»Ja, ich denke schon. Zu viert kommen wir ja nicht recht weiter«, sagt Herr M. ohne Schluckauf.

»Könnten Sie mir denn einen guten Kollegen empfehlen?«

»Wie hört sich das für Sie an, Frau M.?«, fragt meine Kollegin.

»Gut.« Frau M. wirkt ruhiger, fast entspannt nach den Aufregungen der letzten Sitzungen. »Ich glaube auch, dass wir hier gemeinsam nicht viel bewegen können, wenn nicht klar ist, wo die Reise hingeht. Insofern finde ich das einen guten Schritt, Joachim. Damit fühle ich mich auch irgendwie mehr ernst genommen.«

»Dann besprechen wir gleich die Möglichkeiten, einen Kollegen für die Einzelberatung zu finden. Und wir sind erst mal nicht neu verabredet?«, versuche ich zusammenzufassen.

»Na ja, wenn wir dann neu in See stechen wollen, rufen wir Sie wieder an. Dann wird das Boot fein rausgeputzt und der alte Dreck vom Deck geschrubbt.« Die Stimme von Herrn M. klingt wohltuend lebendig.

»Danke für die Hafenrundfahrt«, sagt Frau M. und lächelt versöhnlich, »Lotsen wie Sie sind schon sehr nützlich.«

Und ich denke bei mir: Zum Glück haben wir es noch rechtzeitig gemerkt. Manchmal kann man sich erst für eine neue Seefahrt entscheiden, wenn man seine Schiffskisten aufgeräumt hat. Hoffentlich findet Herr M. einen guten Ausrüster.

Der dritte Mann

»Hier müssen wir wohl das Handy ausstellen, oder?«, ist die erste Frage von Herrn N., als er den Beratungsraum betritt. Er beantwortet sie sich gleich selbst und steckt das Gerät zurück in die Manteltasche. Der Händedruck von Frau N. ist auffallend weich und zaghaft.

Kurze Zeit später sitze ich einem gut gekleideten Paar Mitte, Ende dreißig gegenüber, das aber doch irgendwie erschöpft und angespannt wirkt.

»Herzlich willkommen«, sage ich dann, und: »Das war ja gar nicht so leicht, jetzt hier zusammenzukommen«, denn im Vorfeld hatte einmal Herr N. und dann Frau N. wegen dringender Termine das vereinbarte Erstgespräch abgesagt.

»Ja, das tut uns auch sehr leid, wir sind beruflich im Moment sehr eingebunden. Und das Fatale ist – wir haben gerade auf der Herfahrt noch einmal darüber gesprochen – es ist irgendwie sehr dringend, dass wir mal mit einer professionellen Unterstützung über alles reden«, sagt Herr N. »Sonst kriegen wir uns zu Hause immer wieder in die Wolle.«

»Dann musst du aber auch sagen, worüber wir uns in die Wolle kriegen, Bernhard«, geht Frau N. ansatzlos in die Konfrontation. Offenbar will das Ehepaar N. das Tempo im Berufsleben hier in der Sitzung fortsetzen. Ich lasse es erst mal etwas langsamer angehen und frage, was sie denn beruflich so unter Druck setzen würde.

»Ja, gute Frage«, sinniert Herr N. »Wir arbeiten beide bei einem weltweit agierenden Konzern in der Umwelttechnik und wir haben zurzeit sehr viele Aufträge im asiatischen Raum, sodass ich öfter in Hongkong oder Singapur sein muss.«

»Und ich bin bei der gleichen Firma zuständig für Südeuropa und muss auch sehr viel reisen«, ergänzt Frau N.

»Das klingt in der Tat turbulent«, sage ich, »wie oft sehen Sie sich denn eigentlich?«

»Ich bin in der Regel zwei Wochen unterwegs und zwei Wochen in Hamburg in der Firma«, erläutert Herr N., »aber wir telefonieren fast täglich.«

»Ja, das ist schon ganz schön aufreibend, aber wenn man was erreichen will im Leben, muss man heutzutage das Persönliche mitunter etwas zurückstellen. Das Business ist knallhart geworden. Mit Kindern würde man das gar nicht mehr schaffen ...« Zu diesem zupackenden Resümee von Frau N. scheint der tonlose Klang ihrer Stimme nicht recht zu passen.

»Sie haben keine Kinder?«, frage ich.

»Nein, darin sind wir uns auch nicht unbedingt einig«, antwortet Frau N. und wechselt das Thema, ohne dass ich genauer nachfragen kann. »Das alles würden wir ja vielleicht noch irgendwie hinkriegen, wenn mein Mann nicht seit über einem Jahr eine Affäre hätte, von der ich allerdings erst vor vier Wochen erfahren

habe. Die Frau hat mich nämlich angerufen, um mich zu fragen, ob ich meinen Mann freigebe. Darf ich erzählen, Bernhard?«
Ihr Mann nickt wortlos.

»Ich kann gar nicht begreifen, dass ich das nicht vorher gemerkt habe, ein Jahr ist eine lange Zeit. Als sie mich anrief, bin ich aus allen Wolken gefallen. Mit was für einem Mann bin ich denn eigentlich zusammen gewesen? Es ist mir ein völliges Rätsel, wie man sich so verstellen kann! Ich habe ihr natürlich gesagt, dass das gar nicht in Frage kommt, dass ich mir das nicht vorstellen kann und dass ich meinen Mann zur Rede stellen werde. Innerlich schwankte ich zwischen enormen Zweifeln an meiner Wahrnehmung einerseits und Wut und Ohnmacht andererseits. Und als Bernhard mir das alles bestätigte, aber sagte, er habe die Affäre bereits beendet und wolle nur mit mir zusammen sein, ging das Gefühlschaos erst richtig los.«

Frau N. greift sich ein Papiertuch aus der Pappschachtel auf der Fensterbank. »Nun weiß ich im Grunde gar nicht mehr, woran ich glauben soll und was ich selber will. Ich komme ja auch nicht wirklich zur Ruhe, um mal über alles nachzudenken. Ich habe im Job dermaßen viel um die Ohren, dass ich gar nicht weiß, ob das nun gut für die Ablenkung ist oder schlecht, weil ich dann gar nicht zu mir selbst finde.«

Herr N. seinerseits bestreitet nichts und macht einen verstört-verzagten Eindruck. Er wartet sehnlichst auf Signale seiner Frau, dass sein aktuelles erneutes Werben wieder Erfolg haben darf. Über die intensive beiderseitige Schilderung der Affäre, der Geschichte ihres gemeinsamen Kennenlernens, der beruflichen Werdegänge, Arbeitsalltage und Zukunftsvorstellungen vergehen insgesamt drei Sitzungen mit dem Ehepaar N. und ich gewinne den Eindruck, dass sich nicht wirklich etwas bewegt: Frau N. ist verunsichert und erschüttert in ihrem Vertrauen, und Herr N. möchte, »dass alles wieder gut ist, wir einen Strich unter die Geschichte machen und neu durchstarten«. Eine Pattsituation, in der wir offenbar gemeinsam nicht recht weiterkommen.

So nimmt Frau N. den Vorschlag gerne an, als ich frage, ob es ihr helfen würde, wenn sie einmal alleine zur Beratung käme. Vielleicht könnte sie dann genauer herausfinden, was sie für sich und eine neue Perspektive braucht.

Herr N. ist erleichtert, kurzzeitig aus der Rolle des »entlarvten Übeltäters« aussteigen zu können, und bietet sogar an: »Ich bezahl die Gespräche natürlich. Hauptsache, es hilft.« Frau N. kontert daraufhin: »Du könntest ja auch mal etwas für dich in dieser Richtung tun, Bernhard.« Herr N. will es sich durch den Kopf gehen lassen, wird aber in der Folgezeit nicht konkret bei mir nachfragen.

Die erste Einzelsitzung mit Frau N. beweist, dass man auch in der Paarberatung nie vor Überraschungen sicher ist. Nach ein paar Worten zum derzeitigen Stresspegel im Job druckst Frau N. herum und kommt dann zum Punkt: »Seit zehn Wochen ist alles noch viel komplizierter geworden. Da gibt es jetzt den Helmut, das ist ein guter Freund von Bernhard. Der macht mir schon seit einem halben Jahr den Hof und mailt mir Liebesschwüre. In diesem ganzen Durcheinander habe ich mich eben auf ihn eingelassen, weil ich ja sowieso nicht mehr weiß, was ich will.«

»Vor zehn Wochen heißt, dass Sie schon mit Helmut zusammengekommen sind, bevor wir die letzten beiden gemeinsamen Sitzungen mit Ihrem Mann hatten?«

Frau N. schaut mich an, als wolle sie sagen: Schicken Sie mich nicht weg. Ich hab ohnehin schon ein extrem schlechtes Gewissen. Laut antwortet sie: »Ja, und ich habe Bernhard bisher auch nichts gesagt, obwohl ich mir nicht vorstellen kann, dass er noch nichts gemerkt hat. Er kennt ja Helmut auch sehr gut.«
Oha, denke ich, war das jetzt der Ausgleich in der zweiten Halbzeit oder ein Eigentor?
Frau N. spricht weiter: »Ich bin absolut durch den Wind. Mache ich das jetzt alles, um mich an Bernhard zu rächen, oder haben Helmut und ich tatsächlich eine Zukunft? Oder soll ich mich doch wieder auf Bernhard einlassen? Ich weiß es nicht. Am liebsten würde ich mich in den nächsten Flieger setzen und in die Wüste fliegen, wo mich keiner findet und ich endlich mal nur für mich alleine sein kann.«
»Was würden Sie denn da in der Wüste tun?«, frage ich betont nüchtern.
»Weiß ich ehrlich gesagt auch nicht. Ich habe das Gefühl, dass ich immer nur reagiere in meinem Leben, dass ich es nicht selber gestalten kann. Das ist im Job so, da hetze ich von einem Meeting, von einem Projekt zum nächsten, und privat versuche ich es auch, allen recht zu machen. Ich weiß einfach nicht, was ich will – ich selbst.«
»Wie könnten Sie das wohl rauskriegen? Was könnte dabei hilfreich sein? Dafür muss man ja nicht gleich in die Wüste gehen ...«
Frau N. blickt mich lange an, senkt dann kurz den Blick und hebt ihn wieder: »Ich würde mich so gerne mal von außen sehen können.«
Ein- und ausatmen, kurzes Nachdenken.

»Kein Problem«, sage ich dann, stehe auf, nehme einen Stuhl von dem Stühlestapel an der Wand und stelle ihn schräg neben Frau N.: »Wenn Sie sich hier hineinsetzen, können Sie Gabriele von außen betrachten.«

Frau N. lacht kurz und verunsichert, schaut mich wieder einen Moment lang an, erhebt sich dann, setzt sich auf den neuen Stuhl und blickt auf den, den sie gerade verlassen hat.

Ich schaue sie abwartend an und Frau N. beginnt zu weinen. Wieder nimmt sie sich ein Papiertuch aus der Pappbox.

»Was berührt Sie, wenn Sie Gabriele dort so sitzen sehen?«, frage ich sanft nach ein paar Augenblicken.

»Die ist wirklich verzweifelt«, kommt leise die Antwort.

Frau N. schluchzt lange und schaut dann wieder zu dem leeren Stuhl hinüber. »Und sie ist so alleine. Sie weiß nicht weiter.«

»Was wäre denn gut für die Gabriele, die sich so alleine fühlt?« Diesmal kommt die Antwort ohne Umschweife: »In den Arm genommen werden.« Frau N. sackt ein bisschen in ihrem Stuhl zusammen. Sie weint immer noch.

Es entsteht eine längere Pause.

Ja, in den Arm genommen werden, das hilft. Aber von wem, schießt es mir durch den Kopf – von dem betrügenden, betrogenen Ehemann oder dem Liebe schwörenden Liebhaber? Ich überlege kurz, ob ich das wirklich so aussprechen soll, dann entscheide ich mich für eine offene Form: »Wer könnte die verzweifelte Gabriele denn trösten?«

Mit der Antwort habe ich nicht gerechnet. Sie ist eine neue Überraschung: »Mein Vater.«

Wieder gilt es, sich Zeit zu nehmen. Gedanklich muss ich nun umschalten: »Aha, Ihr Vater – lebt er noch?«

»Ja, aber ich weiß nicht genau, wie lange noch.«

»Und wo lebt er?«, frage ich weiter.

Frau N. hört auf zu weinen, wischt sich das Gesicht ab und antwortet deutlich gefasster: »In Saarbrücken. Alleine. Meine Mutter ist vor vier Jahren gestorben.« Dann fügt sie hinzu: »Er hat immer gewollt, dass ich etwas aus mir mache, vor allem beruflich.«

Wieder eine kleine Pause, nützlich um die Gedanken zu ordnen.

»Mir kommt gerade in den Sinn, ob bei der Verwirrung der verzweifelten Gabriele auch noch ein dritter Mann eine wichtige Rolle spielt. Einer, der schon vor allen anderen da war. Ich erinnere mich an einen Satz aus der Sitzung, in der wir uns kennenlernten: Unser Leben ist in der Tat recht anstrengend, haben Sie gesagt, aber heutzutage muss man das Persönliche schon mal hintenanstellen, wenn man vorankommen will. Oder so ähnlich. Erinnern Sie sich auch daran?«

»Ja.«

»Könnte das ein Satz sein, der zu Ihrem Vater passt?«

»Ja.«

Ich entscheide mich, heute, kurz vor Ende der Sitzung, nicht tiefer einzusteigen, sondern dem Gefühl von Frau N., dass der Vater Trost bringen könnte, nachzugehen.

»Könnten Sie sich vorstellen, Ihren Vater einfach mal zu besuchen? Würde er sich freuen, Sie zu sehen?«

Das Gesicht von Frau N. entspannt sich zu einem Lächeln. »Ich glaube, ja. Er ist auch viel weicher und zugänglicher geworden in den letzten Jahren, seit er nicht mehr arbeitet und alleine lebt.«

»Sie hatten sich gewünscht, dass er Sie in den Arm nimmt. Würde er das tun?«
»Ganz sicher, er würde sich sehr freuen, glaube ich. Und vielleicht würde er mir auch sagen: Gabriele, Arbeit ist nicht alles im Leben.«
»Wann fahren Sie nach Saarbrücken?«, frage ich dann.
»Vielleicht schon nächstes Wochenende. Das ist eine gute Idee, glaube ich, wenn ich mal wieder ausführlich mit meinem Vater sprechen kann, wie es mir geht und wie es ihm geht. Das könnte mir gut tun. Vielleicht hat er ja auch einen Tipp für mich.«
Der Händedruck von Frau N. am Ende dieser Stunde ist wesentlich fester als der, der mir bei unserem Kennenlernen aufgefallen war.

Die Kaninchenfalle

Die siebente Sitzung, Freitag früh noch »vor der Arbeit« – der einzige Termin, den wir finden konnten. Herr und Frau O. – beide Anfang dreißig – leben in getrennten Wohnungen und versorgen wechselweise ihren gemeinsamen vierjährigen Sohn Dennis, den sie gerade zum Kindergarten gebracht haben. Ihr Leben – sagen wir's neudeutsch – ist ziemlich stressig. Herr O. hat als selbstständiger Webdesigner mal Auftragsflaute, mal hektisch anstrengende Nachtarbeit, Frau O. studiert auf Lehramt und hat noch eine Halbtagsstelle in einer Kindertagesstätte. Wie kriegt man das alles geregelt und verliert dabei »die Beziehung« nicht aus den Augen?

In der letzten Sitzung hatten wir die »wortlosen fünf Minuten« als »Gegengift-Hausaufgabe« vorgeschlagen: Fünf Minuten in den Arm nehmen und nicht über Termine, Abstimmungsfragen und Erziehung reden. Und das vielleicht alle zwei Tage.

»Das war ja eine gute Idee«, beginnt Frau O., »aber es hat bis auf zwei, drei Anläufe nicht so richtig geklappt.«

»Zwei, drei Anläufe ...?«

»Ja, die waren schon schön …«, sagt Frau O. und scheint in Gedanken zu diesen Momenten zurückzureisen.
Herr O. will offenbar nicht »verreisen«. Er sagt: »Eigentlich haben wir aber die ganze Zeit über die Kaninchen gestritten.« Jetzt werden die bedröppelt-verzagten Gesichter der beiden verständlich. Statt Entspannung offenbar neue Aufregung.
»Es ist nämlich so«, erklärt daraufhin Frau O. »Unsere Nachbarn haben zwei Hasen, und Dennis will schon ganz lange welche. Und weil ich in drei Wochen wieder eine Prüfung habe, dachte ich: Jetzt besorge ich noch schnell zwei Kaninchen, baue den Stall auf und bereite alles vor, damit wir sie Dennis zum Geburtstag schenken können.«
»Und ich? An mich denkst du bei der ganzen Aktion überhaupt nicht!«, unterbricht Herr O. »Ich war doch damit überhaupt nicht einverstanden.« Er rauft sich die Haare, dass sie zu Berge stehen. »Es ist doch im Moment alles viel zu viel, Kathrin. Und dass du es wegen deiner Prüfung durchziehen wolltest, hast du mir überhaupt nicht gesagt.«
»Doch, hab ich«, sagt Frau O. kurz angebunden und wirkt immer noch enttäuscht, dass ihr Extra-Einsatz nicht gewürdigt wird. »Außerdem: In den Tierpflege-Büchern steht ausdrücklich drin, dass man am besten alles, Stall und Futter und so, schon vorbereitet haben soll, wenn man die kleinen Kaninchen abholt.«
»Lass mich bloß in Ruhe mit deinen Büchern. Und mit deinem ›Alles muss vorbereitet sein‹. Das hast du damals bei Dennis auch schon gesagt«, kontert Herr O. und fuchtelt mit dem Zeigefinger.
Wir lachen gemeinsam. Offenbar gehen Männer und Frauen tatsächlich unterschiedlich an die Brutpflege heran.

»Ich muss mal was fragen, wo steht denn eigentlich dieser Kaninchenstall?«, erkundige ich mich nach der Schmunzelpause.
»In meinem Garten«, lacht Herr O. Sein Blick scheint zu sagen: Der Punkt geht an mich.
»Soll das heißen, dass du die Kaninchen gar nicht haben willst und ich sie jetzt auf meinen Balkon stellen soll, oder was? Willst du Dennis komplett den Spaß verderben? Soll es das heißen?« Nun ist Frau O. sichtlich aufgebracht. Gleichzeitig wirkt sie irgendwie traurig und müde.
Aha, so sieht sie also aus, die Kaninchenfalle der siebten Sitzung: Achtung, »Wegregel-Tendenzen« im Alltagsstress! Gefühle und der Austausch darüber haben keinen Platz mehr, gekränkte Emotionen und Missverständnisse entwickeln ein brisantes Gemisch. Unabgestimmte Dampfwalzenentscheidungen erhöhen in angespannten Zeiten den Druck zusätzlich. Dabei würden Herr und Frau O. sicher gerne wieder mehr zusammenkommen, in unseren Sitzungen wirken sie sehr interessiert und zugewandt. Nur, wie soll das im Alltag zu schaffen sein, wenn immer so viel zu managen ist? Also langsam! Alle Kaninchen zurück! Nicht in die Falle tappen, wer hat eigentlich recht im Kaninchenstreit?
All diese Gedanken versuche ich in kurze Worte zu fassen und sage: »Moment bitte. Ich überlege gerade, wie ich das zusammenfassen würde, was Sie berichtet haben. Ich habe Folgendes verstanden: Dennis wünscht sich einen Hasen oder am besten gleich zwei, richtig?« Einhelliges Nicken. »Sie, Frau O., würden Ihrem Sohn gerne diese Freude machen und gingen davon aus, dass die Kaninchen in den Garten Ihres Partners kommen würden.«
»Genau, weil ich gedacht habe, dass Oliver bei der Aktion mitzieht, Dennis eine Freude zu machen ...«

»Aber du musst mich doch vorher fragen, verflixt noch mal. Du kannst doch nicht einfach den Stall in meinen Garten stellen. Da ist eigentlich viel zu wenig Grünfläche und außerdem muss ich das doch erst mal den Nachbarn im Haus beibringen.« Herr O. legt nach und wird allgemein: »Ich mag das nicht, wenn du einfach irgendwas machst und mir nicht zuhörst!«
»Moment noch mal«, versuche ich wieder zu entschleunigen. »Wenn ich es richtig erinnere, waren Sie, Herr O., damals zu Hause eine recht große Familie, oder? Wie war das noch mal genau?« Herr O. macht ein Gesicht, das zu sagen scheint: Was hat das denn damit zu tun?
»Ich hatte fünf Geschwister, ja«, sagt er schmallippig. »Kerstin ist schon gestorben.«
»Und waren nicht alle Geschwister älter als Sie?« Ich blättere in meinen Aufzeichnungen im Ordner nach den Familienstammbäumen, die wir in den ersten Sitzungen zusammen erstellt hatten.
»Ja, ich bin der Jüngste«, kommt mir Herr O. zuvor.
»Ich habe mir damals, als wir Ihre Familie aufgezeichnet haben, dazugeschrieben – das muss wohl ein Zitat von Ihnen sein: ›Ich kann das nicht gut haben, wenn man über mich bestimmt. Ich hasse das!‹ Erinnern Sie sich daran?«
»Ja, sicher.« Jetzt wird das Gesicht von Herr O. nachdenklich.
»Ich stelle mir vor, dass man als Jüngster viele ›über sich‹ hat, die meinen, bestimmen zu können, ohne es böse zu meinen.«
Ich schaue Herrn O. an. Er presst die Lippen erneut aufeinander und lächelt verschmitzt – wie früher der kleine Oliver?
»Und hier bei Ihnen, Frau O., steht auch etwas Spannendes. Sie haben sich doch damals oft verantwortlich für Ihre schwerbehinderte Schwester gefühlt, auch um die Eltern zu entlasten.

Hier steht ein Satz von Ihnen: ›Wenn Mama und Papa nicht da waren, musste ich einfach entscheiden ...‹ Könnte es sein, dass die Kaninchen in alt bekanntem Gefühlspfeffer liegen?«

Herr und Frau O. schauen sich lange und ruhig an. Ihre Gesichtszüge entspannen sich und die Liebe zwischen ihnen blitzt kurz in ihren Augen auf.

Nach einer Weile senkt Herr O. seinen Blick und sagt: »Ja, ja, und ja. Alles richtig. Aber wenn ich mich so überfahren fühle, ist es für mich total schwer, wieder auf Kathrin zuzugehen. Ich habe ja nicht immer parat, dass das ein altes Gefühl ist. Ich fühle mich dann einfach nicht ernst genommen.«

»Das ist wohl so. Der Unterschied zu früher ist jedoch, dass Sie, Herr O., groß geworden sind und sich heute wehren können, und dass Sie, Frau O., nicht mehr Ihre behinderte Schwester versorgen müssen. Wie könnte denn eine Wiederannäherung aussehen?«

Herr O. antwortet rasch und präzise: »Ich brauche Zeit, das weiß ich. Kathrin will aber immer alles gleich ausdiskutieren, wenn ich mich beschwere.«

»Und ich brauche ein Signal der Zusammengehörigkeit. Aber vielleicht muss ich darauf einfach in solchen Situationen ein bisschen warten. Wenn ich wissen würde, dass wir später über alles reden und nicht wortlos bleiben, könnte ich mich gedulden, glaube ich.«

Beide schauen sich wieder an und denken nach.

Dann macht Herr O. einen Vorschlag: »Wenn ich erst mal ein paar Minuten für mich sein kann, vielleicht auch mal ein paar Stunden, um meine Gefühle zu sortieren, kann ich dir Bescheid sagen, wann wir die Sache klären können, okay?«

»Okay. Und es tut mir leid, wenn ich dich manchmal überfahre mit meinen Ideen«, sagt Frau O. mit versöhnlicher Stimme. »Heute muss ich ja gar nicht mehr alles alleine entscheiden. Darüber bin ich doch eigentlich total froh.«
Nach ein paar wortlosen Augenblicken rückt Herr O. seinen Stuhl neben den seiner Frau und nimmt ihre Hand.
»Herzlichen Glückwunsch zum Ausbruch aus der Kaninchenfalle«, sage ich. »Vielleicht sind es ja solche Momente wie jetzt, die den Alltagsstress leichter machen.«
Nach der Verabschiedung schaue ich den beiden aus dem Fenster hinterher. Sie stehen eng umschlungen auf dem Gehweg vor dem Haus. Es ist nicht zu erkennen, ob sie über Kaninchen und zu kleine Hinterhöfe sprechen oder ihre Fünf-Minuten-Hausaufgaben machen.

Der Glibber

»Nach allem, was wir jetzt erzählt haben, muss ich sagen, dass es da noch ein Thema gibt, was wir wohl besser gemeinsam mit Ihnen besprechen, weil wir auch Angst davor haben«, sagte Herr P. kurz vor Ende der ersten Sitzung. »Das besprechen wir dann vielleicht das nächste Mal.«
Ich hatte es dabei belassen und nicht nachgefragt. Die »echten Brocken« kommen oft erst am Schluss einer Stunde auf den Tisch. Man kann sie dann eigentlich nicht mehr wegräumen, sondern sich nur merken, dass es weitere Baustellen gibt. Umso gespannter bin ich zu Beginn unserer zweiten Sitzung.
Herr P. macht seine Ankündigung wahr und sagt nach tiefem Luftholen nüchtern: »Es ist so, dass ich krank bin. Vor ungefähr zwei Jahren bekam ich die Diagnose Morbus Crohn ... Die Ärzte sprechen von einem in Episoden fortschreitenden Prozess und ich muss entsprechend starke Medikamente nehmen.« Herr P. hat den Blick gesenkt, er konzentriert sich auf eine präzise Wortwahl. »Es ist nicht leicht für mich, damit zurechtzukommen, dass meine Kräfte möglicherweise stetig abnehmen werden, dass

ich nicht mehr so unternehmungsfreudig und belastbar bin.« Er seufzt hörbar. »Und das Ganze drückt natürlich auch auf die Stimmung zwischen uns. Meine Frau reagiert eher kühl, wenn ich mal Schmerzen habe – das kränkt mich dann zusätzlich.«
Das Ehepaar P. ist Mitte vierzig, seit neun Jahren verheiratet, hat zwei Kinder im Grundschulalter und wohnt in einem kleinen Mietshaus am Rande der Stadt. Die Schul- und Arbeitswege sind lang. Er arbeitet als Diplompädagoge für einen Verein in der Erwachsenenbildung, sie ist gelernte Krankenschwester und in einem Altenheim angestellt. Da gibt es also einiges im Alltag zu koordinieren und abzustimmen. Über die Probleme, die dabei entstehen, hatten wir in der ersten Stunde gesprochen und auch über die Befürchtung, dass bei all dem der Blick für die Beziehung verloren gehen könnte.
Jetzt kommt die Sprache auf eine noch größere Befürchtung. Das Thema Krankheit ist es also, das mit so viel Angst verbunden ist, denke ich bei mir und schaue zu Frau P., die sich dadurch ermutigt fühlt, ihre Sicht der Dinge zu ergänzen: »Ja, ich weiß auch nicht. Irgendwie ist mir das manchmal alles zu viel. Und wenn dann mein Mann signalisiert, dass er für das Alltägliche ausfällt, weil er zum Beispiel nicht zur Arbeit gehen oder die Kinder abholen kann, dann tut sich vor mir ein großes Loch auf. Ich fühle mich dann plötzlich ganz alleine und habe Angst, dass bald alles an mir hängen bleibt, dass es irgendwie vorbei ist mit der Lebensfreude, auch weil wir immer weniger gemeinsam unternehmen können.«
Nach einem Blick zu ihrem Mann ergänzt Frau P.: »Es kann schon sein, dass ich dann kühl reagiere. In solchen Momenten schalte ich meinen Krankenschwester-Kopf ein und überlege,

was jetzt am dringendsten, auch für meinen Mann, erledigt und organisiert werden muss. Doch dann beklagt er sich, dass das auch nicht das Richtige ist ...«

Wieder treffen sich kurz die Blicke der Ehepartner, Frau P. scheint auf eine Antwort zu warten, ihr Mann schaut jedoch wieder weg. Schließlich sagt er – eher Hilfe suchend zu mir als zu seiner Frau: »Ich erlebe das dann so, als ob ich schon im Krankenhaus wäre und die Visite kommt. Ich weiß auch nicht. Mir fehlt dabei irgendwie so was wie Mitgefühl ...«

Jetzt wirkt es so, als ob sich Frau P. in sich zurückziehen würde.

Ich habe den Impuls, den Vorwurf gegen die vermeintlich kühle Frau P. zu relativieren, doch vorerst wende ich mich an Herrn P.: »Ich finde es absolut nachvollziehbar, was Sie sagen. Wenn es einem schlecht geht, wünscht man sich Mitgefühl und Verständnis, vielleicht aufmunternde, aufbauende Worte, auf jeden Fall so was wie Zuwendung. Nun kam mir eben der Gedanke, ob es Sie vielleicht interessieren würde, wie es Ihrer Frau in so einem Moment geht, wenn Sie sie als kühl wahrnehmen. Vielleicht könnte sie ein bisschen mehr darüber erzählen, wie sie solche Situationen wahrnimmt.«

»Ja, das würde mich schon interessieren. Mir geht es dann auf jeden Fall so, dass ich mir mehr Mitgefühl von ihr wünsche.«

Ob Herr P. mich verstanden hat?, schießt es mir durch den Kopf. Ich versuche es noch einmal. »Ja, Mitgefühl hilft eher als gute Ratschläge, ich glaube, das weiß auch Ihre Frau. Nun dachte ich, vielleicht könnte es hilfreich sein, wenn sie mal genauer erzählt, wie sie so einem Moment erlebt, wenn Sie krank zu Hause bleiben müssen.«

Herr P. schaut mich immer noch leicht irritiert an, dann sagt er: »Ja, das ist okay.«
»Prima, dann würde ich Sie beide bitten, sich direkt gegenüberzusetzen, damit Sie sich gut ansehen können. Und dann würde ich Sie, Frau P., fragen, was da bei Ihnen genau passiert.«
Beide Partner schauen sich an, schmunzeln ein bisschen unsicher und drehen dann ihre Stühle leicht zueinander. Nun wartet Herr P. neugierig.
»Das ist gar nicht so einfach, in Worte zu fassen«, beginnt Frau P. nachdenklich. »Das fühlt sich dann so an, als sei da was um mich herum, das sich zwischen mich und meinen Mann schiebt.« Frau P. macht mit beiden Armen eine kreisförmige Bewegung von innen nach außen über ihre Knie. »Als wenn da irgendetwas zwischen uns wäre.« Sie hält einen Moment inne. »So was nicht Greifbares, das dann ganz glibberig ist. Ich krieg es nicht zu fassen, aber es ist da.«
»So was Glibberiges, sagen Sie«, versuche ich Frau P. zu unterstützen. »Wie kann ich mir das vorstellen, wie weit geht der Glibber denn zu Ihrem Mann hinüber?«
»Ja, ungefähr so, wie ich gezeigt habe.« Frau P. wiederholt die kreisförmige Bewegung etwa einen halben Meter von ihrem Körper entfernt.
»Und kommt das Glibberige direkt an Ihren Körper heran?«
»Nee, da ist noch ein bisschen Platz.«
»Der Körper kann also noch atmen?«
»Ja, der kann noch atmen, und oben guckt der Kopf auch noch raus, aber vom Körper selbst spüre ich nichts mehr, da ist nur noch der Kopf.«
»Okay, der Körper kann noch atmen, ist aber nicht mehr zu

spüren. Der Kopf funktioniert. Wie muss ich mir eigentlich die Konsistenz von diesem Glibber vorstellen?«

»Na, glibberig halt ... Kennen Sie die Schreibhilfen für Kinder, die man auf die Bleistifte steckt, die sind hart und gleichzeitig weich ... aber eher hart.«

»Ja, die kenne ich. Glibberig, aber eher hart. Und welche Farbe?«

»Nee, keine Farbe, das ist ganz durchsichtig. Durchsehen kann ich zu meinem Mann, aber sonst ist alles abgeschnitten.«

»Durchsichtig, hm. Und wie ist das mit der Temperatur?«

Frau P. antwortet sofort: »Null Grad. Das ist ein Null-Grad-Glibber.«

»Null Grad, unterkühlt, sag' ich doch«, kann sich jetzt Herr P., der ansonsten aufmerksam zugehört hat, nicht mehr zurückhalten. Er nimmt sich aber gleich wieder zurück: »Entschuldige, ich höre zu.«

»Was mich ja noch interessieren würde: Kann man mit dem Glibber eigentlich sprechen?«

»Nee, der hört nicht zu«, sagt Frau P. spontan.

»Könnte man sagen, der ist taub?«

»Nein, taub nicht, der hört einfach nicht zu. Hier rein, da raus, so würde ich sagen.«

»Ach so, der legt keinen Wert auf ein Gespräch, verstehe. Würde er denn selbst was sagen? Was würde er sagen, wenn er sprechen würde? Zum Beispiel einen Satz, der mit Ihrem Vornamen anfängt ...«

Frau P. überlegt einen Moment und sagt dann mit harter Stimme: »›Katharina, lass die Finger davon!‹ Ja, das würde er wohl sagen. ›Katharina, lass die Finger davon!‹«

Herr P. zuckt leicht zusammen. Ich sehe, dass es schwer für ihn ist, weiter nichts zu sagen, aber ich bleibe zunächst bei Frau P.
»Der Glibber ermahnt Sie also manchmal? Und er gibt Ihnen Ratschläge. Auf jeden Fall passt er auch auf Sie auf. Wie ist denn eigentlich Ihr Verhältnis zu diesem Glibber, der Sie umschließt, wenn Ihr Mann eigentlich Mitgefühl bräuchte?«
»Na ja, er ist schon so etwas wie ein Schutz, er verhindert, dass ich mich zu sehr auf das Belastende, das Schwere einlasse. Wenn ich mir alles so zu Herzen nehmen würde, das ginge ja auch gar nicht mit meinem Job im Altenheim.«
»Ist der Glibber so was wie ein Freund, der Sie beschützt?«
»Nein, Freund nicht.«
»Ein guter Bekannter?«
»Schon eher, aber mögen tue ich ihn nicht wirklich.«
»Passiert eigentlich irgendetwas mit dem Glibber, dem guten Bekannten, der Sie auch beschützt, während wir hier über ihn reden?«
»Witzig«, sagt Frau P., »gerade habe ich gedacht, dass der Glibber flüssiger wird.«
»Flüssiger?«
»Ja, wenn ich jetzt so von ihm rede und Ihnen und meinem Mann davon erzähle, da wird er irgendwie durchlässiger und sitzt nicht mehr so dicht an mir dran.«
»Wäre der Glibber vielleicht doch für ein Gespräch offen?«
Frau P. lächelt.
»Eine abstruse Idee?«, hake ich nach.
»Na ja, nee, abstrus nicht ... Vielleicht könnte ich ja etwas mit ihm handeln, dass er mir ein Stück mehr freilässt als nur den Kopf.«

»Klingt spannend. Der Glibber verändert sich. Und vielleicht ließe er auch mit sich handeln. Freut er sich eigentlich, dass er jetzt wahrgenommen wurde?«

»Scheint fast so«, sagt Frau P. amüsiert.

»Der hat ja schon viel für Sie getan, habe ich den Eindruck. Hat er Ihnen nicht redlich beigestanden in schweren Situationen, in denen es galt, kühlen Kopf zu bewahren?«

»Ja, das ganz sicher.«

»Wartet der Glibber vielleicht auf eine Art Dankeschön?«

»Kann sein.«

»So etwas wie eine kleine Würdigung: In bestimmten Momenten hast du mir geholfen, über Wasser zu bleiben, um überhaupt funktionieren zu können.«

»Ja, stimmt schon irgendwie, im Job ganz bestimmt. Aber in unserer Beziehung will ich den Glibber nicht. Da hab ich ein schlechtes Gewissen, wenn ich meinem Mann nicht beistehen kann.«

»Sagten Sie nicht, dass Sie vielleicht in besonderen Situationen mit dem Glibber verhandeln könnten? Das wäre ja vielleicht ein Versuch wert.«

Frau P. nickt.

»Hat der Glibber eigentlich einen Namen? Oder sollte er einen bekommen?«

Frau P. schmunzelt und schaut von mir zu Ihrem Mann hinüber. Der lächelt zurück. »Nee, das ist der Glibber, der hat keinen Namen.«

»Und Sie sagten, der wird flüssiger, wenn wir über ihn sprechen. Verändert er auch seine Temperatur?«

»Ja.«

»Kälter oder wärmer?«

»Wärmer. Deutlich wärmer.«

Das Gesicht von Herrn P. entspannt sich, als ich zu ihm schaue.

»Dürfte Ihr Mann eigentlich, jetzt wo er von dem Glibber gehört hat, der wärmer wird, wenn wir über ihn sprechen, dürfte er Ihnen eigentlich sagen, wenn er den Glibber sieht?«

»Ja, vielleicht. Ich überlege gerade: Für mich ist der Glibber in so einer Situation ja nicht immer gleich wahrnehmbar. Für mich ist es ja normal, dass er da ist, ich kenn es ja nicht anders: Mensch krank – Mensch helfen – überlegen, was nötig ist. So läuft das dann. Insofern könnte es helfen, wenn mein Mann was sagt ...«

»Was könnte er sagen?«

Herr P. ist »ganz Ohr«, voller Aufmerksamkeit.

»So was wie: ›Sollten wir nicht mal den Glibber begrüßen?‹ Oder: ›Ist ja schon wieder ganz schön glibberig hier.‹ Mehr so ein bisschen mit Humor, nicht so als Vorwurf.«

»Und käme Ihr Mann eigentlich ohne Begrüßung von sich aus durch den Glibber an Sie ran?«

»Nee, ganz sicher nicht, vor allem nicht, wenn er darauf besteht, dass er krank ist und mein Mitgefühl braucht ... Ich finde es sehr gut, dass wir dem Ganzen hier einen Namen gegeben haben. Dann können wir uns in Zukunft besser darüber verständigen.«

»Das hört sich gut an, finde ich. Und ich finde, Sie haben das ganz toll gemacht.«

»Danke«, sagt Frau P. und wirkt ein bisschen verlegen.

»Das finde ich auch«, sagt ihr Mann echt beeindruckt.

Wieder sind wir fünf Minuten vor Ende der Sitzung. Doch diesmal gibt es eine andere Ankündigung: »Ich freue mich schon auf die nächste Stunde. Vielleicht können wir Ihnen dann noch ein bisschen mehr Glibberiges erzählen ...«, sagt Herr P. mit einem schelmischen Gesichtsausdruck.

Auch das lasse ich wiederum so stehen. Etwas genauer werde ich dann schon noch nachfragen, was es mit der Krankheit konkret auf sich hat. Aber vielleicht kommt es in der nächsten Sitzung auch wieder ganz anders ...

Das Monster

Das Ehepaar S. ist Mitte sechzig, elegant gekleidet, hat drei Kinder, fünf Enkel und gerät regelmäßig darüber in Streit, ob Golf der ideale Sport für die neue Lebensphase sei oder nicht. Herr S. meint ja, Frau S. ist »alles zu viel«. Erst in der dritten Sitzung wird der mögliche Grund für die rituellen Ruhestandsstreitigkeiten deutlich: »Ich komme einfach nicht darüber hinweg, dass mein Mann mich vor siebenundzwanzig Jahren betrogen hat«, sagt Frau S. unter Tränen. Die Liaison mit einer Kollegin sei erst jetzt, »durch einen Zufall«, wie Herr S. betont, ans Tageslicht gekommen. »Was wühlst du auch in meinem Schreibtisch herum?« »Ich bin ja froh, dass ich das getan habe«, kontert Frau S. »Ich kann einfach nicht begreifen, dass du das mit ins Grab genommen hättest.« Und zu uns gewandt: »Ich schlafe furchtbar schlecht. Meistens werde ich in den frühen Morgenstunden wach und grüble dann darüber nach, was für ein Mann eigentlich da neben mir liegt. Dann drehen sich meine Gedanken nur noch um diesen Vertrauensbruch. Das ist dann wie ein Albtraum, ein Monster, das ich einfach nicht verscheucht kriege.«

»Was heißt ›mit ins Grab genommen‹«, versucht Herr S. zu beschwichtigen. »Die Sache ist doch längst verjährt, Hildegard.«
»Für dich vielleicht, aber ich weiß doch erst seit Kurzem davon! Was mich so fertigmacht: Ich hab gedacht, dass das damals unsere beste Zeit gewesen ist, als du dir eine Geliebte zugelegt hast. Du hattest Erfolg im Beruf und ich war zu Hause mit den Kindern. Ich hab uns für eine glückliche Familie gehalten, Heinz. Ich hätte nie gedacht, dass du mir das antun würdest. Du kannst dir gar nicht vorstellen, wie ich mich verarscht fühle.«
»Sicher kann ich mir das vorstellen, Hildegard, du machst es ja oft genug zum Thema!«
Die Stimmung ist aufgeladen. »Ich frage mich immer – abends wenn ich mich hinlege, morgens, wenn ich die Augen aufmache, mittags, wenn wir zusammen beim Essen sitzen: Was ist das für ein Mensch an meiner Seite, der mich so hintergehen kann, der mir so etwas angetan hat? Dann krallt sich das Monster in meine Gedanken und ich weiß nicht, wie ich es verscheuchen kann. Das ist auch der eigentliche Grund, warum wir hier sind, nicht wegen dem blöden Golf-Spielen: Ich will das begreifen, warum du das gemacht hast, Heinz, damit fertig werden«, sagt Frau S. entschlossen und wirkt so, als könnte jederzeit der Vulkan der verletzten Gefühle wieder ausbrechen.
Herr S., frisch pensionierter Oberstudienrat mit Gleitsichtbrille, versucht eine Antwort, die die Wogen glättet: »Also, ich glaube ja, dass es das Beste ist, wenn wir das Thema einfach abschließen, aber meine Frau kann das irgendwie nicht. Diese Geschichte quält sie sehr. Und deshalb bin ich ja auch mitgekommen, weil ich alles tun will, was es für dich leichter macht, Hildegard.«
Trotz der großen Krise, die einen Schatten auf die langen, Seite

an Seite verbrachten Ehejahre wirft, wirken Herr und Frau S. sehr verbunden. Sie schauen sich an, sprechen sich direkt an, sind zugewandt, nicht eingeigelt. Da sollte noch was »drin sein«. Als wir dieses Potenzial ansprechen, sagt Frau S.: »Ja, das ist wohl so. Es klingt paradox, aber für uns beide war es auch gut, dass die Geschichte endlich rausgekommen ist. Jetzt sprechen wir wieder mehr miteinander, nachdem wir die letzten fünf Jahre eher nebeneinander hergelebt haben. Und ich habe gemerkt, dass ich meinen Mann immer noch liebe. Als ich diesen Brief mit dem Geturtel seiner Geliebten im Schreibtisch gefunden habe, hätte ich meinen Mann am liebsten achtkantig aus dem Haus geworfen. Ich bin richtig ausgerastet und ordinär geworden, habe aber dann nach Gesprächen mit meinen Kindern doch eingelenkt. Begreifen kann ich es aber immer noch nicht. Und deshalb schlafe ich auch so schlecht.«

»Na ja, und ich weiß nicht, was ich noch machen soll«, sagt Herr S. leise. »Ich kann aus meiner Sicht keine aktive Hilfe leisten. Es ist damals nun mal passiert. Es ist lange her, ich würde es nicht wieder tun, aber wie soll ich es heute ungeschehen machen?«

»Ich glaube schon, Herr S., dass Sie etwas tun können, für sich, für Ihre Frau und für Ihre Beziehung.«

Herr S. schaut mich aufmerksam an.

»Auf mich wirkt es so, als müssten Sie sich hinter eine unsichtbare Verteidigungslinie zurückziehen, wenn Ihre Frau das Thema anspricht. Für sie ist es ein wichtiges Thema, das sie nicht einfach so zu den Akten legen kann wie einen Stapel korrigierter Abitur-Aufsätze. Ich glaube, das, was sich Ihre Frau am meisten wünscht, ist, dass Sie erzählen, wie es Ihnen damals vor siebenundzwanzig Jahren ging und wie Sie diese Zeit aus heutiger Sicht bewerten.

Sie möchte mit Ihnen ins Gespräch kommen, weil im Rückblick die Zeit von damals auf einmal ganz anders aussieht.«
Herr S. überlegt und schweigt lange.
»Ja, das ist richtig«, sagt Frau S. schließlich. »Ich kann einfach nicht begreifen, Heinz, wie man zwei Menschen lieben kann. Das kann ich mir nicht vorstellen. Ich habe dir immer vertraut und jetzt komme ich mir vor wie ein Dummchen. Das ist doch das, was so schlimm für mich ist. Verstehst du das? Du hast gesagt, dass es deinem Selbstwertgefühl gut getan hat, wenn du damals mit der anderen zusammen warst, aber was war denn, wenn du mit mir zusammen warst? Wie hast du mich denn damals eigentlich gesehen, Heinz, als ich zu Hause mit den pubertierenden Kindern beschäftigt war?«
»Nein, es war nicht so, dass ich unzufrieden war mit dir oder der Familiensituation. Gar nicht. Du hast das ganz toll gemacht, dafür bin ich dir sehr dankbar, Hildegard. Mir fehlte nichts. Nur da war eben diese andere Frau, die mich sehr anzog und der das auch so ging. Aber du warst meine Frau und ich habe nie daran gedacht, dich zu verlassen. Daran gab es für mich nie einen Zweifel.«
Kurz entspannt sich das Gesicht von Frau S.
»Darf ich mal einen Vorschlag machen?«, fragt meine Kollegin in die Runde. »Mir kommt es so vor, als würde etwas ganz Entscheidendes fehlen, worauf Sie, Frau S., offenbar schon lange warten, nämlich so etwas wie die Bitte um Entschuldigung. Ihre Frau, Herr S., hat mehrfach gesagt: ›Ich kann das einfach nicht verstehen!‹ Können Sie sich vorstellen, dass Sie dann antworten: ›Auch wenn ich es nicht erklären kann, es tut mir leid, dass ich dir wehgetan habe‹?«

»Ja, das kann ich wohl«, sagt Herr S. und nach der Bitte, den Satz zu wiederholen und seine Frau dabei direkt anzuschauen, tut Herr S. dies mit ernster Stimme: »Auch wenn ich es dir nicht erklären kann. Es tut mir leid, dass ich dir so wehgetan habe.«

Das Ehepaar S. schaut sich lange an.

Mir kommt es so vor, als hätte sich etwas gelöst, nicht nur in den Tränen von Frau S. und dem Blick ihres Mannes.

Am Ende der Stunde stellt Herr S. fest: »Ich glaube, dass ich jetzt unterscheiden kann: Sich erklären und um Verzeihung bitten, sind zweierlei. Das habe ich vorher nicht so bedacht.«

Herr S. wird allerdings auch in der Folgezeit – trotz wiederholter Nachfragen von uns und von seiner Frau – nicht damit herausrücken, was es mit der Zweitbeziehung damals genau auf sich hatte.

Frau S. kämpft weiter mit dem Monster. »Ein bisschen besser geht es mir schon, aber immer noch taucht dieses Ungeheuer unvermittelt auf«, eröffnet Frau S. unsere nächste Sitzung. »Zum Beispiel gestern. Kann natürlich sein, dass es aufgetaucht ist, weil wir uns heute wieder hier treffen.«

»Ich bin gestern spät nach Hause gekommen«, ergänzt Herr S. »Das ganze Haus war dunkel und ich habe meine Frau in der Küche auf der Eckbank gefunden. Sie hat nur gesagt: ›Das Monster sitzt mir wieder im Nacken ...‹ Das ist so eine Art Codewort geworden zwischen uns. Sie war sehr bedrückt.«

»Zum Glück hat sich mein Mann dann ganz dicht neben mich gesetzt und den Arm um mich gelegt. Ich war erstaunt, dass ich das zulassen konnte, aber es fühlte sich besser an, als dem Monster ausgeliefert zu sein. Das hat sich dann irgendwie hinter die Kü-

chenschränke verzogen.« Frau S. seufzt. »Ich kann mir überhaupt nicht vorstellen, dass es jemals ganz weg sein wird.«
»Wäre es eigentlich denkbar, das Monster einmal hierher einzuladen?«, frage ich und schaue in erstaunte Gesichter.
»Wie meinen Sie das, das Monster einladen? Ich will es doch nicht einladen, ich will es doch loswerden«, meint Frau S.
»Ja, das habe ich auch so verstanden. Nur denke ich, dass wir ja vielleicht mal mit dem Monster reden könnten. Gestern saß es Ihnen im Nacken. Nur mal angenommen, es wäre jetzt hier, wo wäre es dann wohl hier im Raum?«
»Das kommt mir schon komisch vor«, sagt Frau S. und seufzt erneut. Nach einer Weile fügt sie jedoch hinzu: »Wahrscheinlich säße es hinter mir, wie gestern, so im Nacken, denke ich.«
»Gut.« Ich schaue meine Kollegin an, wir nicken uns zu.
»Wir haben da drüben ein paar Stühle«, sagt sie dann. »Wäre es in Ordnung, das Monster in Form eines Stuhls ins Spiel zu bringen? Vielleicht stellen Sie einmal einen Stuhl hinter sich und schauen, was passiert.«
Frau S. steht tatsächlich auf, nimmt einen Stuhl vom Stapel – »Hallo, Monster!« – stellt ihn hinter ihren und setzt sich wieder hin.
Ich ziehe innerlich den Hut vor Frau S. und denke: Eine mutige Frau. Die traut sich was!
»Ja, das Gefühl kenne ich«, sagt Frau S. nach ein paar Momenten der Besinnung. »So ist das fast jeden Tag, immer mal wieder sitzt es plötzlich hinter mir und zieht mich runter.«
Herr S. beobachtet aufmerksam, was geschieht.
Meine Kollegin fragt: »Wie sieht es denn eigentlich aus, das Monster hinter Ihnen?«

»Das weiß ich gar nicht so genau, ich sehe es ja nicht richtig, es ist ja hinter mir. Es ist auf jeden Fall groß, diffus und dunkel. Es hat eine enorme Kraft oder besser gesagt eine enorme Macht und zieht mir die Kraft aus dem Körper. Es ist vor allem da, wenn ich alleine bin, wenn ich grübele und mich alleine fühle. So wie in den Zeiten, als mein Mann in der Schule war und ich alles alleine managen musste ...«

Frau S. sitzt vornüber gebeugt in ihrem Stuhl. »Es ist ein großer Schmerz«, sagt Frau S. jetzt. »Und den kenne ich schon sehr lange ... Es kommt mir jetzt fast so vor, als sei dieses Monster der Einsamkeit schon da gewesen, bevor ich geheiratet habe. Als würden da hinter mir verschiedene Monster ineinander verschmelzen.«

»Da sind also verschiedene Monster aus verschiedenen Zeiten, in denen Sie sich alleine gefühlt haben?«, fragt meine Kollegin.

»Ja, das eine ist das Schmerz-Monster, weil mein Mann mich betrogen hat und es mir bis zum Ende verschweigen wollte. Und das hat sich irgendwie mit einem Monster von früher verbündet, als ich klein war.«

»Als Sie klein waren?«

»Ja, ich kenne das, dass ich mich alleine fühle und dass ich es nicht verstehe. Mein Vater ... ich konnte überhaupt nicht begreifen, warum mein Vater nicht wiedergekommen ist.«

Ich versuche mich zu erinnern: Frau S. ist Jahrgang 1939.

»Mein Vater ist 1944 in Russland gefallen. Und so was kann man ja als Kind gar nicht verstehen.«

»Und jetzt fühlt es sich so an, als würden sich diese Monster des Schmerzes, des Alleinseins, des ›Ich kann es einfach nicht verstehen‹ zu einem großen, diffusen, dunklen Monster in Ihrem Nacken verbünden ...«, fragt meine Kollegin noch einmal.

»Ja, das wird mir jetzt deutlich«, sagt Frau S. und schaut hoch.

»Wäre dieses Monster eigentlich ansprechbar?«, will meine Kollegin wissen.

»Vielleicht, kommt drauf an«, antwortet Frau S.

»Wenn Sie es mal fragen würden, ob es einverstanden wäre, dass Sie ein bisschen von ihm abrücken würden?«

»Das mach ich einfach, da frag ich es gar nicht«, sagt Frau S. und zieht ihren Stuhl einen Meter von dem Monster-Stuhl weg. Mit Erfolg: »Besser. Das fühlt sich schon besser an.«

»Wäre das die optimale Position, so einen Meter vom Monster im Rücken weg?«

»Na ja, es ist schon besser, es fühlt sich nicht mehr ganz so schwer an wie vorher.« Frau S. überlegt. »Am besten wäre es natürlich, wenn ich es rausstellen würde.«

»Sie meinen, vor die Tür?«

»Ja. Aber das traue ich mich nicht. Da käme ich mir komisch vor, wenn jemand im Flur da draußen vorbeiginge.«

»Ach, die Hausnachbarn kennen das schon, dass da manchmal Stühle vor der Tür stehen«, sagt meine Kollegin und lächelt Frau S. aufmunternd zu.

»Na, gut, dann mach ich das mal«, sagt Frau S., nimmt den Monster-Stuhl, öffnet die Praxistür und stellt ihn in den Flur. Als wir uns am Ende dieser besonderen Sitzung voneinander verabschieden, steht der Stuhl – wie erwartet – noch immer da, und Frau S. sagt im Vorbeigehen: »Bleib du mal hier!« Dann dreht sie sich noch einmal um, gibt der Lehne einen leichten Klaps und sagt: »Sieh zu, wie du klarkommst.«

Zehn Tage nach dieser Sitzung ist eine Nachricht von Frau S. auf meinem Anrufbeantworter: »Wir haben in den letzten Tagen viel miteinander geredet. Vielen Dank für Ihre Hilfe. Wir versuchen es jetzt erst mal wieder alleine und würden uns dann gegebenenfalls wieder melden.«

So geht es manchmal. Offenbar war zwischen Frau und Herrn S. wieder etwas in Bewegung gekommen und sie konnten das Potenzial ihrer langen Beziehung erneut konstruktiv nutzen. Und doch: War diese Beratung wirklich schon zu Ende? Würde »das Monster« nicht über kurz oder lang wiederkommen? Ob im Streit um das Golf-Spielen oder in der dunklen Küche?

Ist eine Ehe wirklich »in Ordnung«, wenn einer der beiden eine zweite Beziehung aufnimmt? Hatte Herr S. sich mit seiner Erklärung, es habe ihm in der Ehe damals nichts gefehlt, nicht nur elegant »aus der Affäre gezogen«?

Aber war es unsere Aufgabe, ihn weiter damit zu konfrontieren? Was hätte das besser gemacht, nachdem das Ehepaar S. sich offenbar entschieden hatte, weiter zusammen zu leben?

Manchmal stehen am Ende einer Beratung mehr Fragen als am Anfang.

Auf jeden Fall spüre ich Hochachtung für einen so mutigen Menschen wie Frau S.

Ein Herz darf sprechen

Die Situation ist kompliziert. Herr W. hatte um eine Paarberatung gebeten, weil er befürchtet, dass sich seine Frau von ihm trennen will. Schon in der ersten Sitzung wird deutlich, dass bereits »viel Vertrauen verbrannt ist«, wie Herr W. es formuliert.

»Es gibt heute ja im Internet verschiedene Möglichkeiten für enttäuschte Ehefrauen«, sagt Frau W. mit gesenktem Blick und ergänzt: »Natürlich habe ich ein schlechtes Gewissen, weil ich weiß, dass ich Michael mit meinen Affären sehr verletzt habe. Aber ich konnte die letzten Jahre seine Ignoranz einfach nicht mehr ertragen. Jeder Mensch braucht doch ein bisschen Wärme.«

»Sprechen Sie von den Internetportalen für Seitensprünge?«, frage ich nach und Frau W. nickt.

»Details möchte ich aber heute nicht erzählen, Michael weiß ohnehin fast alles«, sagt sie dann, sodass es für mich bei diesen Andeutungen bleibt.

Das Ehepaar W., Anfang und Mitte vierzig, lebt zusammen mit zwei gemeinsamen Kindern und zwei Kindern aus Frau W.s erster

Ehe. Die Familie wohnt in einem vor vier Jahren gekauften und aufwändig restaurierten Haus, für das erhebliche Darlehensraten fällig sind. Frau W. kümmert sich um Haus und Kinder. »Das ist schon sehr viel jeden Tag und eigentlich wollte ich so gerne auch noch mal wieder etwas anderes machen«, sagt Frau W., und ich denke bei mir: Sie hält schon so lange durch. Vielleicht versucht sie, durch die Affären den »inneren Tank« wieder aufzufüllen. Herr W. wiederum arbeitet oft bis spät in die Nacht in dem Labor eines Chemiekonzerns. Er ist dort erst kürzlich Abteilungsleiter geworden. Da bleibt nicht viel Zeit und Kraft für entspannte Zweisamkeit.

Wie gesagt: Die Situation ist kompliziert.

»Wissen Sie, Herr Hansen, ich weiß nicht, wie ich das alleine schaffen soll mit vier Kindern«, bringt Frau W. ihr inneres Dilemma auf den Punkt. »Es fühlt sich taub an zwischen uns, aber ich will und kann das nicht gefährden, was wir zusammen aufgebaut haben.«

Und Herr W. beteuert: »Ich würde ja alles dafür tun, dass Silke wieder zu mir zurückkommt. Ich weiß bloß nicht mehr, was ich noch tun soll. Meine Angebote oder Annäherungsversuche werden ja regelmäßig abgeblockt: ›Nicht jetzt ...‹ – ›Lass das doch, Michael, was soll das? ...‹ Und meine Geschenke und Aufmerksamkeiten bleiben einfach in der Ecke liegen.«

Das fühlt sich nicht gut an. Frau W. wirkt ausgesprochen belastet mit der Sorge um die vier Kinder und ist schon länger unzufrieden. Herr W. blitzt mit seinen Bemühungen regelmäßig ab und resigniert. Können Michael und Silke noch einmal zusammenkommen oder ist es vielleicht schon zu spät? Es drückt auf meinen Schultern, mein Nacken ist verspannt.

Vielleicht frage ich die beiden einfach mal. Ich wende mich an Herrn W.: »Was meinen Sie, wie groß ist Ihre Hoffnung – in einer Prozentzahl ausgedrückt –, dass Sie gemeinsam Ihre Ehe weiterführen. Eltern bleiben Sie ja ein Leben lang, aber wie hoch ist für Sie die Wahrscheinlichkeit, dass Ihre Beziehung – vielleicht auch mithilfe dieser Beratung – weitergeht?«

Herr W. ist irritiert: »Meinen Sie meine Hoffnung oder für wie wahrscheinlich ich es halte, dass wir zusammenbleiben?«

Herr W. hat recht, ich habe zwei Fragen gleichzeitig gestellt.

»Nehmen wir zuerst Ihre Hoffnung.«

Herr W. überlegt nicht lange: »Achtzig Prozent.«

»Hmhm, gut, und die Wahrscheinlichkeit?«

»Die empfinde ich als deutlich geringer, nach allem, was vorgefallen ist. Vielleicht so bei vierzig, fünfundvierzig.«

»Vielen Dank. Und wie ist es wohl bei Ihnen, Frau W.?«

»Bei mir ist beides bei maximal zwölf bis fünfzehn Prozent. Ich habe den Glauben verloren, dass wir noch mal die Kurve kriegen. Ich weiß, Michael sagt, dass er mich noch immer liebt. Ich höre das, aber ich habe nur noch ganz wenig Hoffnung, dass er sich ändern kann und wird.«

»Danke schön für Ihre offenen Worte und Einschätzungen. Ich versuche mal zusammenzufassen, was ich von Ihnen bisher gehört habe: Herr W., ich habe den Eindruck gewonnen, Sie wollen das offenbar verschlossene Herz Ihrer Frau mit aller Macht zurückgewinnen, wissen aber nicht, wie Sie das erreichen können. Das macht Sie rat- und hilflos. Zudem sind Sie verletzt durch die offen eingestandenen Affären Ihrer Frau. Und Sie, Frau W., warten Sie vielleicht auf ein Wunder und darauf, dass Michael sich so ändern möge, wie Sie sich den Mann an Ihrer Seite vorstellen?

Gleichzeitig scheinen Sie unsicher, ob Sie auf Ihr schweigsam gewordenes, verzagtes Herz hören und Ihre Ehe beenden dürfen, ohne die Zukunft Ihrer Kinder zu gefährden. Habe ich das so weit angemessen beschrieben?«

Frau W. antwortet zuerst: »Ja, so fühlt sich das an.«

Auch ihr Mann stimmt meiner Zusammenfassung zu.

»Das ist eine komplizierte und sicher sehr belastende Situation für Sie. Und ich habe mir, während Sie das alles erzählten, überlegt, ob ich Ihnen nicht einen Vorschlag machen sollte: Wie wäre es, wenn wir versuchten, mehr Klarheit zu finden, indem Sie, Frau W., zuerst einmal zur nächsten Sitzung alleine zu mir kommen. Die Position Ihres Mannes scheint mir klar zu sein. Er wird aber keine wirkliche Chance haben, wenn Sie ihm keine neue geben können. Wie hört sich das an?«

Frau W. atmet auf.. »Das wäre eine Überlegung wert«, sagt sie vorsichtig.

»Und können Sie sich das vorstellen, Herr W., dass Ihre Frau und ich gemeinsam herauszufinden versuchen, welche Antwort sie Ihnen geben möchte?«

»Gerne«, sagt Herr W. sofort, »ich mach alles mit, das wissen Sie ja.«

Frau W. kommt also alleine zum nächsten Gespräch, sie wirkt entspannter und selbstbewusster. »Ich glaube, es ist gut, wenn ich erst mal herausfinde, was ich wirklich will, bevor wir wieder gemeinsam nach einem Weg suchen«, sagt sie zu Beginn und berichtet in der Folge über die bisher nicht ausgesprochenen Details ihrer »Ausbruchsversuche«. Dabei kommen viele Enttäuschungen und Ohnmachtsgefühle im Vorfeld dieser Seitensprünge zur Sprache und heftige Gewissenskonflikte im Anschluss.

Mein mit Wärme und Entschlossenheit gesprochener Satz »Ich bin heute für Sie da, um die verzagte Silke darin zu unterstützen, zu sich selbst stehen zu können.« bringt ein zögerliches Lächeln in das verweinte Gesicht von Frau W. Und ich frage: »Was würde eigentlich passieren, wenn Sie nicht auf Ihr Herz hören, das mir zu sagen scheint: Es ist vorbei mit unserer Ehe?«

Frau W. schluchzt heftig: »Ich würde krank werden.«

»Wie denn wohl? Was meinen Sie?«

»Ich würde Krebs bekommen.« Der Satz klingt so entschieden, dass Frau W. offenbar schon selbst darüber nachgedacht hat, was die Folge jahrelanger Verleugnung ihrer Gefühle wäre.

Ihr Schluchzen hört auf.

»Und dann?«

»Dann würde ich den Heldentod sterben.« Jetzt lacht Frau W. kurz, obwohl ihr gar nicht zum Lachen zumute ist.

»Wofür wäre der gut – der Heldentod? Für den Triumph als Märtyrerin? Für die Schwiegereltern? Für Ihre Kinder?«

»Für niemanden«, sagt jetzt Frau W. mit Grabesstimme.

So wiederhole ich meinen Satz: »Ich bin dazu da, um Sie zu ermutigen, auf Ihr Herz zu hören.« Und frage noch mal nach: »Was würde passieren, wenn Sie es tatsächlich sprechen ließen?«

»Ich müsste mich trennen, denn mein Herz weiß, dass es nicht mehr geht.«

»Was würde dann passieren?«

Jetzt kommt die Antwort sofort: »Ich würde das Leben meines Mannes zerstören.«

Wir sind offenbar auf den Kern des Konflikts gestoßen. »Sie würden das Leben Ihres Mannes zerstören?«, wiederhole ich ruhig.

»Ja, ich habe furchtbare Angst, dass mein Mann sich etwas antut,

dass er den Job verliert, dass er durchdreht, krank wird, was weiß ich. Ich weiß gar nicht, an welche Schrecken ich zuerst denken soll. Das dreht sich alles in meinem Kopf.«
Ich formuliere die zugespitzte Alternative: »Verstehe ich das richtig: Entweder Sie werden krank oder Ihr Mann? Haben Sie Ihrem Mann schon einmal gesagt, dass Sie sich Sorgen machen, er könne sich etwas antun?«
»Ja«, sagt Frau W. und schluchzt erneut. »Dann weicht er aus und bleibt stur dabei, *er* wolle sich ja nicht trennen.«
»Mmh«, mache ich, »wirklich verzwickt.«
Wir schweigen ein bisschen zusammen. Dann fasst Frau W. ihr Resümee zusammen. »Ich kann es ihm einfach noch nicht sagen, dass er keine Chance mehr hat.«
Am Ende der Sitzung, die Frau W. noch nicht wirklich erleichtert hat, verabreden wir, dass sie mir rechtzeitig mitteilen möge, ob sie zum nächsten Termin alleine kommen will oder wieder gemeinsam mit ihrem Mann.
Anders als vereinbart teilt mir dann Herr W. im Vorfeld mit, dass sie zu zweit kommen würden. Ich frage mich, ob das ein gutes Zeichen ist, doch als ich die bekannt beherrschten Gesichter sehe, ist mir klar, dass dem nicht so ist.
Frau W. sagt: »Ich hab wohl ganz vergessen, Ihnen zu sagen, dass wir zusammen kommen.«
»Das hatte ich ja schon von Ihrem Mann erfahren«, antworte ich lakonisch und blicke in ein überrraschtes Gesicht.
»Das wusste ich nicht«, sagt Frau W. und schaut ihren Mann an.
Der macht einen sehr angespannten Eindruck und sagt knapp: »Wir sprechen schon seit Längerem nicht mehr über alles.«

»Oh, das ist gut für mich zu wissen«, sage ich und spüre, dass das erneut eine knifflige Sitzung zu werden verspricht. Ich weiß noch nicht, dass es auch eine ungewöhnliche werden wird. »Dann gehe ich davon aus«, sage ich möglichst ruhig, »dass Sie auch nicht darüber gesprochen haben, was heute passieren soll.«

Die Luft in der Praxis scheint zu vibrieren. Mein Nacken verspannt sich wie in der ersten gemeinsamen Sitzung.

»Richtig«, nickt Herr W. und wirkt weiter so, als würde er gleich explodieren.

»Was machen wir da?«

»Ich weiß auch nicht«, sagt Frau W. und zuckt mit den Schultern.

Ich starte einen Entspannungsversuch. »Sollen wir uns erst mal getrennt unterhalten, sodass Sie mir einzeln sagen können, wie es Ihnen im Moment geht?«

»Gerne«, sagt Herr W. und atmet etwas freier.

»Okay«, reagiert auch Frau W. aufgeschlossen und steht schon auf. »Dann geh ich mal ins Wartezimmer und ihr sagt mir Bescheid, wenn ich wieder reinkommen soll.«

Jetzt nickt Herr W. und startet, gleich nachdem seine Frau die Tür geschlossen hat, voll durch: »Ich halte das einfach nicht mehr aus. Ich fühle mich total hingehalten und habe keine Ahnung, woran ich bin. Das will ich nicht mehr.« Herr W. lässt den aufgestauten Emotionen freien Lauf. »Mal macht Silke Andeutungen, dass wir doch noch was zu klären haben, und mal zeigt sie mir wieder die ganz kalte Schulter. Ich will das nicht mehr. Sie hat ja selbst gesagt, dass sie nur noch wenig Chancen sieht, und dieses Abwarten und immer wieder Abgeschmettert-Werden, das halte ich nicht mehr aus.«

In Gedanken frage ich mich und werde dabei kribbelig: Wollte Frau W. ihrem Mann heute vielleicht mit meiner Rückenstärkung sagen, dass es vorbei ist und sie sich nun gemeinsam über den Umgang mit den Kindern Gedanken machen sollten? Ich bin unsicher. Ich bin ja so etwas wie ein Geheimnisträger von Frau W. geworden. Wie komme ich jetzt aus »dieser Nummer wieder raus«? Mein Nacken fühlt sich nach wie vor hart an.

Für einige Momente lasse ich die Worte von Herrn W. an mir vorbeiziehen, um nachzudenken. Dann sage ich eher intuitiv: »Soll ich Ihre Frau mal fragen, was sie heute in der Sitzung sagen wollte, und wir kommen nach zehn Minuten wieder zusammen?« Darauf ist auch Herr W. neugierig und verlässt nun seinerseits den Raum, um seine Frau hereinzubitten. So eine »Drehtürsitzung« hatte ich noch nicht, mir ist ziemlich blümerant.

Frau W. setzt sich wieder auf ihren Stuhl und schaut mich erwartungsvoll an. Ich wiederhole einfach, was ich gerade Herrn W. gefragt habe: »Ich habe zu Ihrem Mann gesagt: Soll ich Ihre Frau mal fragen, was sie heute in der Sitzung sagen wollte?«

»Ach so«, sagt sie. »Ich bin nach wie vor unsicher. Eigentlich geht es mir im Moment ganz gut, Michael lässt mich relativ in Ruhe und drängt mich nicht mehr so. Den Kindern geht es gut, denke ich. Wenn ich ehrlich bin, bin ich heute eigentlich nur ihm zu Gefallen mitgekommen.«

»Dann hätten Sie Ihrem Mann heute noch nicht gesagt: Ich will mich trennen?«

»Nein.« Frau W. wird wieder einsilbig.

»Gut«, sage ich und versuche noch ein bisschen Zeit zum Nachdenken zu gewinnen. »Dann haben Sie eigentlich heute gar nicht so viel mit Ihrem Mann zu besprechen?«

»Nein, eigentlich nicht«, sagt Frau W. und versucht ein Lächeln.

»Okay. Ich habe nämlich den Eindruck, dass Ihr Mann heute unter starkem Druck steht. Vielleicht wäre es gut, wenn er heute den Rest der Stunde noch ein bisschen alleine erzählen kann. Was halten Sie davon?«

Und wieder wirkt Frau W. erleichtert, so als ob ich für sie irgendwelche Kohlen aus dem Feuer holen könnte. »Ist in Ordnung, dann warte ich wieder draußen. Und hole Michael wieder rein.«

Noch einmal Drehtür – sie geht, er kommt. Herr W. ist nicht mehr so unter Strom und ich wiederhole nun wiederum, was seine Frau gesagt hat: Sie habe heute gar nicht unbedingt was Neues zu besprechen.

»Ach so«, sagt Herr W. nun seinerseits, wie vor ein paar Minuten seine Frau. »Dann kann ich Ihnen ja jetzt mal erzählen, dass ich in der letzten Zeit eigentlich wieder Hoffnung geschöpft habe.«

»Hoffnung? Das klingt gut. In welche Richtung geht sie denn?«, frage ich offen und hoffe selbst, dass es nicht die Hoffnung sein möge, wieder seine Frau zurückgewinnen zu können.

Herr W. scheint meine Gedanken gelesen zu haben, als er ergänzt: »Ja, ich fühle mich in den letzten Wochen wieder besser, weil ich mir jetzt langsam vorstellen kann, auch mit einer Trennung umgehen zu können. Ich habe viel mit Freunden unternommen, mit ihnen geredet und den Entschluss gefasst, innerlich aus dem Klagen wieder raus in die Offensive zu kommen. Das meine ich mit Hoffnung.«

Jetzt ist der Moment, denke ich und setze spontan alles auf eine Karte: »Wissen Sie, dass sich Ihre Frau große Sorgen macht, Sie könnten an einer Trennung zerbrechen?«

In den Augen von Herrn W. stehen zwei große Fragezeichen.
»Nein.«
Offenbar hatte er ihr nicht richtig zugehört, als sie von ihren Sorgen sprach, und ich finde meinen Geheimnisverrat deshalb nicht ganz so schlimm. Vielleicht gehört das mit zum Berufsrisiko.
»Ich glaube, Ihre Frau würde sich sehr freuen, wenn Sie ihr das, was Sie mir eben gesagt haben, mitteilen.«
»Das mach ich«, sagt Herr W. nun entschlossen, fast erfreut. »Ich lade sie nach der Sitzung in die Pizzeria ein und dann frage ich sie, wie wir das in Zukunft mit den Kindern machen wollen, wenn ich ausziehe.« Die Anmutung einer Dampflok vom Beginn der Sitzung ist aus dem Gesicht von Herrn W. verschwunden, jetzt blicken seine Augen mich optimistisch und – wie sagte er – hoffnungsvoll an. Es könnte gehen, ich habe eine Idee, wie ich's machen kann, scheinen sie zu sagen.
»Sie wissen, wie Sie mich erreichen. Ich wünsche Ihnen alles Gute«, sage ich zum Abschied. An der Tür schaue ich dem Noch-Ehepaar W. auf seinem Weg zum Italiener nach. Drei Worte kommen mir in den Sinn: zur Trennung getragen. Auch das ist mitunter mein Job.
Mein Nacken ist noch immer steif. Ich fühle mich wie ein Möbelpacker nach dem Klaviertransport. Sechster Stock, ohne Aufzug.

Zeugnisse

Nach der Begrüßung an der Tür nehmen Herr und Frau Z. in bereits bekannter Sitzordnung Platz – es ist unser zehntes Treffen. Bevor ich mich setze, schenke ich uns dreien – wie gewohnt – jeweils ein Glas Wasser ein. Wir haben ja wieder eine Reise von neunzig Minuten vor uns, da braucht man etwas gegen trockene Kehlen.

Es ist Ferienzeit und wir kommen eher beiläufig auf die Zeugnisausgabe der Kinder zu sprechen. »Wie waren die denn?«, frage ich fast reflexhaft. Aus den vergangenen Sitzungen habe ich abgespeichert, dass sich das Ehepaar mitunter Sorgen macht, ob die Kinder – Lukas, 9 Jahre, und Jennifer, 7 Jahre – so gut in der Schule zurechtkommen, dass »aus ihnen später mal etwas Vernünftiges wird«. Beim Nachfragen stellte sich heraus, dass hinter diesen Sorgen eine Angst vor sozialem Abstieg steckt.

Herr Z. antwortet zuerst: »Wir sind ganz zufrieden. Lukas könnte ein bisschen konzentrierter sein, schreibt die Lehrerin, er hat auch eine ziemlich schlechte Handschrift. Dafür ist er in Mathe sehr gut und insgesamt hat er auch Spaß an der Schule. Da war das

Zeugnis also erwartungsgemäß. Na ja, und bei Jenny ... Willst du mal erzählen, Jutta?« Herr Z. schaut seine Frau an und greift zu seinem Wasserglas.

»Ja, Jenny«, beginnt Frau Z. zögernd und seufzt leise. »Jenny macht uns Kummer. Im Zeugnis stehen zwar nur Andeutungen, aber wir haben den Eindruck, sie ist in der Klasse eher ängstlich und zurückgezogen. Sie ist nicht so gerne von zu Hause weg und tut sich schwer, Kontakt zu den Mitschülerinnen und Mitschülern aufzunehmen. Sie komme zwar überall einigermaßen mit, sagt die Lehrerin, und doch wirkt Jenny auch auf sie gehemmt, fast schon isoliert in der Klasse.« Frau Z. macht eine Pause und seufzt erneut.

Ihr Mann sagt: »Das ist schon etwas, was uns Sorgen macht.«

»Vor allem, weil ich Angst habe«, fährt Frau Z. fort, »dass wir irgendetwas falsch machen, dass wir Jenny nicht genug unterstützen, dass ich zum Beispiel nicht genug Zeit für sie habe, weil ich ja jetzt wieder halbtags arbeite.«

»Was sagt Jenny denn dazu?«, frage ich in die Runde.

»Ehrlich gesagt, nicht viel«, antwortet Herr Z. »Sie ist da sehr einsilbig. Wenn wir sie fragen ›Wie war's denn heute in der Schule?‹, sagt sie ›Gut‹, nicht mehr. Und wenn wir nachfragen: ›Was habt ihr denn so gemacht?‹, ist der Bericht sachlich, aber irgendwie unsicher und ohne Höhen und Tiefen.«

»Und wie finden Sie das?«

»Wenn ich ehrlich bin, erinnert mich das ein bisschen an meine eigene erste Schulzeit. Da wollte ich zu Hause auch nicht so recht mit der Sprache raus. Und vor allem – das weiß ich noch genau – wollte ich gut klarkommen in der Schule und meinen Eltern keine Sorgen machen.«

»Könnte es Jenny denn ähnlich gehen, dass sie ihren Eltern keine Sorgen machen will?«

»Das kann schon sein, aber das Gegenteil tritt ja ein ...«, sagt Herr Z. und nimmt nun wieder einen Schluck aus dem Glas.

»Und das Dumme ist«, ergänzt Frau Z., »mein Mann und ich sprechen auch nicht mehr so oft darüber, weil wir befürchten, dass wir dann in so einen Sorgenstrudel geraten und uns gegenseitig runterziehen. Und wenn ich dann nachts aufwache und die Gedanken kreisen, dann steigere ich mich in so ein Gefühl hinein, dass wir was falsch machen und dass das nicht gut ausgehen wird.«

»Was heißt wohl ›nicht gut ausgehen‹ genau?«

»Na ja, wie gesagt, dass die Kinder nicht genug Unterstützung von uns bekommen und dann abrutschen und vielleicht am Ende nur mit dem Hauptschulabschluss dastehen, der ja heute überhaupt nichts mehr wert ist.«

»Hm, und wann liegen Sie so wach in der Nacht?«

»Oft so zwischen zwei und drei, manchmal auch später, bevor der Wecker klingelt, damit ich die Kinder wecke«, sagt Frau Z. und trinkt nun ihrerseits einen Schluck. Sie behält das Wasserglas in der Hand.

»Gerade sprachen Sie davon, dass dann die Gedanken kreisen und ein Gefühl sehr dominant würde. Gibt es für dieses Gefühl einen Namen oder einen Satz?«

Frau Z. überlegt, stellt das Wasserglas auf den Beistelltisch und antwortet mit fester Stimme: »Ich würde sagen, das Gefühl heißt: ›Das, was ich mache, reicht nicht.‹«

»Das, was ich mache, reicht nicht.«

»Ja.«

»Ist das denn ein neues Gefühl, das sich da nachts zwischen zwei und drei oder vorm Weckerklingeln einstellt? Oder wie alt ist es?«

»Das kenne ich, seit ich denken kann.« Wieder eine deutliche Aussage.

»Seit Sie denken können, also ein sehr vertrautes Gefühl. ›Das, was ich mache, reicht nicht‹ ... Der Satz klingt so klar, als hätte ihn jemand mal ausgesprochen. Zu wem gehört er denn? Zu Ihnen oder zu jemand anderem?«

»Wenn er zu jemandem gehört, dann zu meiner Mutter«, antwortet Frau Z. entschieden. »Das ist ganz klar. Die hat mir das vermittelt, dass es sowieso nicht reichen wird, was ich mache. ›Du kannst froh sein, dass du wieder gesund geworden bist!‹, hat sie immer gesagt. Den Satz habe ich noch heute im Ohr.«

Frau Z. greift mit beiden Händen die Lehnen ihres Stuhls und richtet sich auf.

»Inwiefern? Was heißt das wohl: ›Du kannst froh sein, dass du wieder gesund geworden bist?‹«

»Ja, meine Mutter meinte, ich hätte schon genug Glück im Leben gehabt, weil ich ja damals so krank gewesen bin ...«

»Wann war das denn, als Sie so krank waren?«, frage ich Frau Z. und schaue kurz zu ihrem Mann hinüber. Der presst die Lippen aufeinander und hört aufmerksam zu. Offenbar ist es auch für ihn spannend.

»Als ich sieben Jahre alt war, musste ich ganz lange in ein Krankenhaus. Das war ungefähr fünfzig Kilometer entfernt in der Kreisstadt, wir lebten damals auf dem Land. Ich weiß nicht mehr, was ich hatte, offenbar irgendwas Gravierendes oder Ansteckendes, denn ich kam auf eine Isolierstation, auf die keiner sonst durfte. Da fühlte ich mich unglaublich allein, und wenn die Eltern einmal in der Woche zu Besuch kamen, konnten wir uns nur durch eine Glasscheibe sehen. Der direkte Kontakt war verboten. Als sie dann wieder gingen, war ich jedes Mal fest davon überzeugt, dass ich sie jetzt für immer verloren hätte, dass ich alleine in dem Krankenhaus bleiben müsste.«

Frau Z. steigen die Tränen in die Augen. Offenbar sind die Gefühle der Einsamkeit der kleinen Jutta wieder lebendig geworden. Ihr Mann greift in seine Jacketttasche, lehnt sich zu seiner Frau hinüber und reicht ihr ein Taschentuch. Sie bedankt sich mit einem kurzen weichen Blick.

»Und später dann, als ich wieder zu Hause war und die Eltern mal weggingen, hatte ich immer wieder die gleiche Angst: Sie kommen nicht wieder, wir bleiben jetzt alleine.«

»Wann gingen sie denn weg?«

»Ja, wenn sie mal was unternehmen wollten. Dann haben sie gesagt: ›Wir sind abends wieder zurück.‹ Nur hatte ich keine Ahnung, was ›abends‹ dann sein sollte. Ich konnte nicht schlafen, stand stundenlang im Nachthemd am Fenster und wartete auf die Scheinwerfer von Papas Auto. Das war furchtbar.« Frau Z. wischt sich mit dem Taschentuch über die Augen.

»Konnten Sie es denn Ihren Eltern damals sagen, wie es Ihnen ging?«

»Nein, ich wusste nicht, wie ich das machen sollte. Sie haben gesagt, ich solle mich nicht so anstellen, ich sei doch jetzt schon groß. Dabei war ich doch erst neun oder zehn! Und ich habe dann immer überlegt, wie ich es schaffe, dass wir drei Kinder – ich hab ja noch zwei kleinere Geschwister, für die ich mich verantwortlich gefühlt habe – in ein Heim kommen. Wie ich das schaffe, wenn die Eltern nicht wiederkommen. Und davon war ich ja seit dem Krankenhaus immer wieder fest überzeugt, dass sie nicht wiederkommen würden.«

Es entsteht eine Pause voller Emotionen. Ich denke plötzlich an die kleine siebenjährige Jennifer, die von ihren Eltern als ängstlich und isoliert in der Klasse beschrieben wurde. Daran, dass sie wie ihr Vater als Kind ihren ihrerseits ängstlichen und unsicheren Eltern keine Sorgen machen wolle. Gibt es so etwas wie eine Gefühle-Übertragung nach fast vierzig Jahren? Ich nehme mir vor, später noch einmal nach Jennifer zu fragen.

Jetzt geht es aber zuerst um ein anderes kleines Mädchen voller Angst, das heute ihre Mutter ist. Ich wende mich wieder an Frau Z.: »Was hätte denn die kleine Jutta dort im Krankenhaus, fünfzig Kilometer von zu Hause weg, und die kleine Jutta am Fenster in der Nacht gebraucht? Was meinen Sie, was hätte ihr gutgetan?«

Frau Z. schaut mich an. Sie weint nicht mehr und überlegt. »Ich hätte jemanden gebraucht, der mir sagt: Ich bin sicher, sie kommen wieder. Und so lange bleibe ich bei dir.«

»Ich bin sicher, sie kommen wieder. Und so lange bleibe ich bei dir«, wiederhole ich langsam und sanft.

Ein paar Momente sagt niemand etwas, der Satz kann wirken.

»Und so lange bleibe ich bei dir. Wer könnte das der kleinen Jutta sagen, wenn sie wieder solche Angst bekommt?«

»Wie meinen Sie das?«, fragt nun Frau Z. zurück.

»Damals im Krankenhaus Mitte der Sechzigerjahre hat sich der kleinen Jutta offenbar niemand so richtig angenommen, und die Eltern konnten sich wohl auch nicht in sie hineinversetzen, wenn sie abends mal wegfuhren. Wer könnte das Gefühl von Jutta heute ernst nehmen?«

Frau Z. blickt vorsichtig hinüber zu ihrem Mann, sie lächeln sich schüchtern an. »Ja. Ich bleibe so lange bei dir«, sagt Herr Z. mit fester und zugleich weicher Stimme. »Ich bleibe bei dir, und wir schaffen das gemeinsam.«

Frau Z. ist bewegt, wieder rollen ein paar Tränen. Dann streckt sie die Hand aus, und ihr Mann ergreift sie. Vielleicht wird in diesem Moment etwas ein bisschen heiler.

Herr Z. schaut seine Frau liebevoll an und sagt: »Du bist die beste Mutter der Welt. Und es stimmt nicht, was deine Mutter damals gesagt hat. Es reicht, was du machst.«

Nun wirkt es so, als würde sich die Farbe der Tränen auf den Wangen von Frau Z. verändern. Statt Tränen der Einsamkeit und des Schmerzes sind es jetzt Tränen der Erleichterung und der Rührung.

In solchen Augenblicken bin ich glücklich, dass ich in einem so tollen Beruf arbeiten darf.

Und all das wurde nur möglich, weil die kleine Jennifer ihr erstes Zeugnis nach Hause gebracht hatte.

www.klett-cotta.de/psycho

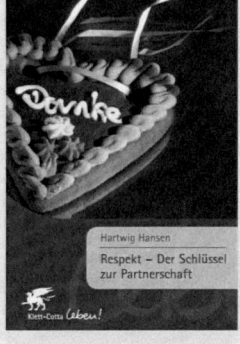

Hartwig Hansen
Respekt – Der Schlüssel zur Partnerschaft
Klett-Cotta Leben! 144 Seiten,
€ 12,90 ISBN 978-3-608-86010-8

Hartwig Hansen zeigt in vielen nachahmenswerten Beispielen, worin Respekt und Achtung sich konkret im Alltag äußern, wie sie gewahrt, geschützt und bewusst wiedergewonnen werden können.

Hartwig Hansen
A bis Z der Interventionen in der Paar- und Familientherapie
Ein Praxishandbuch
Leben Lernen 196. 240 Seiten,
€ 23,90 ISBN 978-3-608-89037-2

»Dieses Buch bietet viele Anregungen – auch für jene, die einen gordischen Knoten im Privatleben selbst lösen wollen.«
Gehirn & Geist

KLETT-COTTA

Hartwig Hansen: Die Liebe wiederfinden. Schlüsselszenen aus der Paartherapie
1. Auflage 2009
ISBN-Print: 978-3-86739-046-0
ISBN-PDF: 978-3-86739-729-2

Bibliografische Informationen der Deutschen Nationalbibliothek
Die Deutsche Nationalbibliothek verzeichnet diese Publikation in der Deutschen
Nationalbibliografie; detaillierte bibliografische Daten sind im Internet über
http://dnb.d-nb.de abrufbar.

Wenn Sie Erfahrungsberichte und fundierte Ratgeber zur Gesundheit suchen,
besuchen Sie unsere Homepage: www.balance-verlag.de

© BALANCE buch + medien verlag, Köln 2009
Der Balance buch + medien verlag ist ein Imprint
der Psychiatrie Verlag GmbH, Köln
Alle Rechte vorbehalten. Kein Teil des Werkes darf ohne Zustimmung
des Verlages vervielfältigt, digitalisiert oder verbreitet werden.
Lektorat: BALANCE buch + medien, Köln
Umschlagkonzeption: GRAFIKSCHMITZ, Köln,
unter Verwendung eines Fotos von MMchen / photocase.com
Typografiekonzept: Iga Bielejec, Nierstein
Satz: BALANCE buch + medien verlag, Köln
Druck und Bindung: KN Digital Printforce, Erfurt

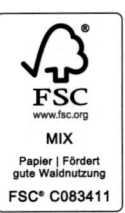

MIX
Papier | Fördert
gute Waldnutzung
FSC® C083411

Zeitfracht Medien GmbH
Ferdinand-Jühlke-Straße 7
99095 Erfurt, Deutschland
produktsicherheit@kolibri360.de